眼表疾病临床系列

图解干眼诊疗

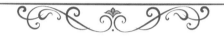

主　审　孙旭光

主　编　晋秀明　徐　雯

副 主 编　黄晓丹　林　琳　霍亚楠

编　者（以姓氏笔画为序）
万　婷　朱奕睿　许　哲　杨　硕　何景良　林　琳
晋秀明　徐　雯　黄晓丹　霍亚楠

主编助理　万　婷

摄　影　吴志毅

人民卫生出版社
·北京·

图书在版编目（CIP）数据

图解干眼诊疗 / 晋秀明，徐雯主编. —北京：人民卫生出版社，2020.8（2021.12 重印）

ISBN 978-7-117-30349-1

Ⅰ. ①图… Ⅱ. ①晋… ②徐… Ⅲ. ①干眼病－诊疗－图解 Ⅳ. ①R591.41-64

中国版本图书馆 CIP 数据核字（2020）第 146288 号

人卫智网	www.ipmph.com	医学教育、学术、考试、健康，购书智慧智能综合服务平台
人卫官网	www.pmph.com	人卫官方资讯发布平台

图解干眼诊疗
Tujie Ganyan Zhenliao

主　　编：晋秀明　徐　雯
出版发行：人民卫生出版社（中继线 010-59780011）
地　　址：北京市朝阳区潘家园南里 19 号
邮　　编：100021
E - mail：pmph @ pmph.com
购书热线：010-59787592　010-59787584　010-65264830
印　　刷：北京盛通印刷股份有限公司
经　　销：新华书店
开　　本：787×1092　1/16　印张：8
字　　数：195 千字
版　　次：2020 年 8 月第 1 版
印　　次：2021 年 12 月第 5 次印刷
标准书号：ISBN 978-7-117-30349-1
定　　价：128.00 元

打击盗版举报电话：010-59787491　E-mail：WQ @ pmph.com
质量问题联系电话：010-59787234　E-mail：zhiliang @ pmph.com

序1

　　干眼在我国被眼科医师重视是近 10 年的事情，既往我国主要致盲角膜病是感染性疾病，随着我国经济的发展，人民生活水平的改善和提高，对生活质量的追求也愈来愈高，干眼已成为临床最常见的眼科疾病之一。同时，医疗条件亦有很大改善，眼科医师也增加到约 4 万名，专业分工也愈加明确，眼表专业的发展也日趋完善。

　　除上述社会因素外，电子产品的普及、环境污染因素和患者人群原发病的变化是干眼流行病学变化的内在因素。如糖尿病在我国有 1.17 亿患者，约 50% 患者患有干眼，远高于正常人群的患病比例，全身病和相关干眼联系在一起的研究，在眼科界已经引起越来越多的重视。随着对干眼认识的提高和诊断水平的发展，干眼的诊治被提到眼科医师的诊病日程中，感觉是"愈看愈多"。研究发现，干眼与泪腺、角膜缘干细胞、杯状细胞、睑板腺等密切相关，学术研究的水平也"节节攀升"。

　　在这个时期，晋秀明教授、徐雯教授以及他们的团队编写的《图解干眼诊疗》一书，把干眼的诊疗经验和体会进行总结并系统化，对临床医师的帮助和研究都很有裨益。特别是以图解的形式"说话"，很实用很生动，还能用于给患者讲解，便于医生和患者沟通，促进医患和谐。

　　年轻人的创新思维是值得我学习的，我虽已是高龄，看到同行们的努力和硕果由衷的高兴和羡慕，自己也想再努力多做几年，写序以表祝贺！

中国工程院院士
山东第一医科大学终身教授
山东第一医科大学附属青岛眼科医院院长

2020 年 5 月 20 日

序2

　　干眼近年来已成为我国各级医院眼科门诊的常见病和高发病，但由于发病原因多种多样，发病个体千差万别，各地医疗卫生条件不同，医患对疾病的认知不同，干眼的诊断和治疗还存在着较大的不均一性。

　　《图解干眼诊疗》一书，针对干眼这一困扰医患的当代重要眼病做了详细的阐述，其内容包括检查篇、诊断篇、疾病篇和治疗篇，全书系统地介绍了干眼的基本检查、诊断要点、主要疾病的临床表现及特点以及各项治疗方法的要点。全书的最大特点是文字、图片和视频并茂，既满足了喜欢翰墨书香的传统读者，又满足了喜欢直观、便捷形式的手机族，二维码扫一扫，操作视频边看边学边做，信息量大，实用性强，是很好的值得推广的媒介形式。

　　本书由浙江大学医学院附属第二医院眼科中心副主任徐雯教授和眼表角膜专科主任晋秀明教授主编并牵头组织撰写，文中绝大多数图片来源于浙二眼科中心角膜眼表专科的日常临床工作，所有作者以及摄影师均为浙二眼科中心的临床医生，作者年龄 38.2 岁 ±6.1 岁，视频的后期包括配乐和字幕均由作者亲自完成。本书同时请了国内资深的角膜眼表专家孙旭光老师做主审。该书的最终成稿凝聚了以上全体医务工作者的大量心血，相信会给读者带来手不释卷的感受。

　　热烈祝贺此书的出版，并期待年轻有为的编者团队在未来带给我们更多的惊喜！

中华医学会眼科学分会主任委员
浙江大学医学院附属第二医院眼科中心主任
浙江大学眼科医院院长

2020 年 5 月

　　随着环境污染、视频终端普及和生活方式的改变，干眼已成为临床最常见的眼科疾病之一，严重影响广大患者的视觉健康和生活质量，而且发病有逐年增高和年轻化趋势。祖国医学很早就有关于干眼的描述，中医上干眼属于"神水将枯，白涩症，干涩昏花"的范畴。白涩症之名首见于《审视瑶函》"白痛"，该疾病的症状，描述为"不肿不赤、爽快不得、沙涩昏矇"，名曰"白涩"，根据疾病的不同阶段，分别以"白涩、干眼昏花、神水将枯"命名，多双眼发病。干眼被作为一种疾病受到关注是始于 1995 年的美国眼科协会，该协会首次尝试对干眼进行定义和分类，此后在干眼领域具有较大影响的是 TFOS DEWS Ⅰ（2007）、TFOS DEWS Ⅱ（2017）和我国的《干眼临床诊疗专家共识》（2013）、《我国睑板腺功能障碍诊断与治疗专家共识（2017 年）》等。这些专家共识为干眼临床诊疗提供了指导性意见，也让临床医生开始重视干眼的诊疗。干眼的临床特点是慢性、持续性，症状和体征常不一致，因此干眼治疗存在复杂性、顽固性、长期性、反复性等特点，因此被部分患者误以为是不能治愈，甚至有患者觉得不能治愈岂不是"绝症"？心理负担极重，因此临床上需要注意引导，避免夸大干眼导致过度焦虑等精神状态的出现。

　　传统对干眼治疗的认识就是点眼药水，甚至不管引起干眼的病因和类型，这当然越来越不能满足临床的需求。随着对干眼认识的提高和诊断手段的发展，干眼的针对性治疗也与时俱进。近几年最深刻的认识就是发现了睑板腺在干眼发病中的作用，由此引入的睑板腺功能障碍治疗开展得如火如荼，也推动了全国各地的干眼门诊建设。睑板腺相关治疗给干眼患者带来了全新的治疗体验，但我国各地、各单位医疗发展水平参差不齐，干眼门诊建设也缺乏规范和标准，有些单位配备了熏蒸设备和护士就大力宣传开展了干眼门诊，殊不知规范的诊断、恰当的适应证、治疗手段的选择直接影响治疗的效果。我院开展干眼中心针对性治疗干眼至今，经历了五年多的风雨历程，感谢全国同行和干眼患者对我们的信任，让我们在干眼的诊疗方面积累丰富的临床经验，同时也对干眼的发病机制和临床治疗进行了系列研究，甚至对过去束手无策的顽固性干眼也逐步有了深入的认识和了解。我们愿意将我们的经验和治疗的方法、方式汇集成书，供大家参考。

　　《图解干眼诊疗》是一本看图学干眼诊疗的专著，本书突出的特点是实用和图解，实用体现在贴合临床、实用性强；图解体现在书中以大量的照片和录像作为诊断和治疗的参考，希望基层眼科医生能通过本书学会干眼门诊建设的诊断和实际操作，希望广大患者也能通过本书了解到自己的病情，做到不忽视、不焦虑。本书分为三篇：检查与诊断篇、疾病篇、治疗篇。检查与诊断篇，全面系统地介绍了干眼的传统检查和新近开展的各类检查，同时将干眼的问卷和解读也放在本篇，问卷内容包括国际通用问卷和国内改良后的问卷，有助于医生诊疗也可以帮助患者的自我评估；描述了国内诊断标准和诊断流程，同时也阐述了TFOS DEWS Ⅱ的诊断标准，并给出干眼的鉴别诊断和分级，有助于我们更简便的诊断干眼。疾病篇将各类疾病以图片的形式展示出来，读者一目了然看尽各类干眼，也能了解到不同干眼的预后。治疗篇是本书最大的亮点，治疗以大量的图片和视频充分展示了治疗的全过程。我们的目的是让基层医护人员学会干眼的操作规范，让各级医院在干眼门诊建设过程中少走弯路。

总之，此书汇集了浙江大学附属第二医院眼科中心角膜和眼表专业组在干眼诊疗方面宝贵的经验和辛勤的付出，呈现了编者团队的观点、观念、总结和体会。缺点和不足之处在所难免，敬请读者指正并及时反馈给我们。

最后感谢所有参与此书编写的各位医生！感谢你们默默的付出和奉献！感谢浙江大学附属第二医院眼科中心全体同仁的支持！感谢为本书作出贡献的医生家属、朋友、患者和学生们！感谢人民卫生出版社的支持和帮助！

晋秀明

2020 年 2 月 2 日

目　录

第三篇　治　疗　篇
（本篇附 5 个增值视频）

第一篇　检查与诊断篇

第一章 干眼检查技术

干眼被认为是一类由多因素引起的以泪膜稳态失衡为特点的眼表疾病,同时伴有泪膜不稳定、泪液渗透压升高、眼表炎性损伤以及眼表神经感觉异常导致的眼表症状。鉴于干眼发病机制以及临床表现的复杂性,其相应的检查手段也多种多样。其中,患者眼表症状评估、泪液分泌情况、泪膜稳定性以及眼表上皮完整性的检查是干眼检查之重点,也是干眼诊断标准的主要评估项目。然而,随着对干眼认识的加深,一些新的检查方法也应运而生,如泪液渗透压,泪液炎症因子、泪膜脂质层厚度检查等。这些新方法可以帮助临床医生更为全面、精准地诊断干眼,并分析不同干眼患者的干眼类型和特点,有助于个性化干眼治疗方案的制订和实施。

第一节 主观性检查

一、干眼问卷调查表(questionnaire of dry eye)

症状是干眼诊断的基本条件之一,在临床工作中规范地评估患者的干眼症状十分重要。目前,用于干眼评估的问卷调查表多达 10 余种,根据国际泪膜与眼表协会(TFOS)发布的最新共识 TFOS DEWS Ⅱ,建议使用眼表疾病指数问卷(ocular surface disease index,OSDI)和干眼问卷 -5(dry eye questionnaire-5,DEQ-5)作为干眼诊断的问卷调查表。OSDI(图 1-1-1)是目前应用最广泛的干眼评估量表,而 DEQ-5(图 1-1-2)的优势是较其他量表更为简短易懂[1]。另外,临床常用的干眼问卷还有患者标准眼干(standard patient evaluation of eye dryness,SPEED)问卷(图 1-1-3),该问卷问题数量比 OSDI 更少且更易理解,研究显示其与蒸发过强型干眼的相关性比 OSDI 更强[2]。我国刘祖国教授针对国人干眼特点设计了中国人干眼问卷(图 1-1-4),其特异性和敏感性均较高,且较 OSDI 更符合国人的使用习惯,具有较好的临床干眼诊断价值[3]。临床医生可根据实际情况选择合适开展的问卷调查表。

眼表疾病指数问卷调查表（OSDI）

询问患者以下12项问题，并在表格中标记相应答案，然后在A、B、C、D以及E框中填入各部分总分。

最近一周中，是否有以下表现	总是	经常	半数时间	偶尔	从不
1. 眼睛是否对光线敏感？	4	3	2	1	0
2. 眼睛是否有异物感？	4	3	2	1	0
3. 是否有视力下降？	4	3	2	1	0
4. 眼睛是否有疼痛感？	4	3	2	1	0
5. 是否有视力下降？	4	3	2	1	0

问题1-5的总分 (A)

最近一周中，是否感觉眼睛有问题致使以下行为受限？	总是	经常	半数时间	偶尔	从不	不确定
6. 阅读	4	3	2	1	0	不确定
7. 夜间驾驶	4	3	2	1	0	不确定
8. 使用电脑或者自动提款机	4	3	2	1	0	不确定
9. 看电视	4	3	2	1	0	不确定

问题6-9的总分 (B)

最近一周中，你的眼睛是否在下列环境中感到不适？	总是	经常	半数时间	偶尔	从不	不确定
10. 吹风时	4	3	2	1	0	不确定
11. 在湿度低（非常干燥的地方）	4	3	2	1	0	不确定
12. 空调环境	4	3	2	1	0	不确定

问题10-12的总分 (C)

D的分值等于A、B、C的总分
（不包括不能回答的项目） (D)

已回答的问题总数
（不包括不确定的问题） (E)

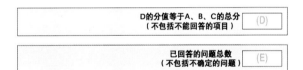

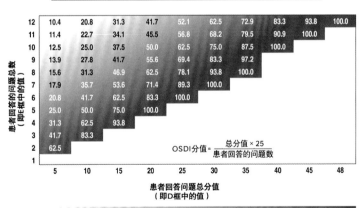

$$OSDI分值 = \frac{总分值 \times 25}{患者回答的问题数}$$

图 1-1-1 OSDI 干眼问卷表内含 3 组，共 12 个问题。主要评估 1 周内受评估者的眼表症状、视功能以及环境诱发因素。对患者进行评估时评估者需将问题逐个向受评估者解释清楚，保证受评估者准确理解问题含义，并根据受评估者的回答记录相应分值。若受评估者不能理解问题含义或无法回答问题，评估者也应将该情况如实记录。OSDI 分值 = 所有问题总分值 ×25/ 患者回答的问题数，根据总分及回答问题数可将受评估者分为正常、轻度、中度以及重度。划分标准为：0 ~ 12 分为正常，13 ~ 22 分为轻度干眼，23 ~ 32 分为中度干眼，大于 33 分为重度干眼。

DEQ 5

1. 关于眼部不适的问题：

a. 在过去的一个月中，你感觉眼睛不适的频率是？

0 □ 从不
1 □ 很少
2 □ 有时
3 □ 经常
4 □ 总是

b. 如果你的眼睛感到不适，那么这种不适在睡前2小时的严重程度是？

没有不适　　　　　　　　　　　　　　　　　　　非常严重
0 □　　　　　　　1 □　　2 □　　3 □　　4 □　　5 □

2. 关于眼干的问题：

a. 在过去的一个月中，你感觉眼睛干涩的频率是？

0 □ 从不
1 □ 很少
2 □ 有时
3 □ 经常
4 □ 总是

b. 如果你的眼睛感到干涩，那么这种干涩在睡前2小时的严重程度是？

没有不适　　　　　　　　　　　　　　　　　　　非常严重
0 □　　　　　　　1 □　　2 □　　3 □　　4 □　　5 □

3. 关于眼睛流泪的问题：

在过去的一个月中，你的眼睛看起来或者感觉流泪的频率是？

0 □ 从不
1 □ 很少
2 □ 有时
3 □ 经常
4 □ 总是

1a	+	1b	+	2a	+	2b	+	3	=	总分
___	+	___	+	___	+	___	+	___	=	

图 1-1-2　DEQ-5 问卷表主要用于评估 1 个月内受评估者的眼表症状。其总分值大于 6 分提示干眼，分值大于 12 分则提示可能伴有干燥综合征等导致干眼的全身疾病。

SPEED™ QUESTIONNAIRE

1. 你所经历的症状类型

症状	本次 是	本次 否	过去72小时 是	过去72小时 否	过去3个月 是	过去3个月 否
干燥感、沙砾感或者瘙痒感						
疼痛感或者刺激感						
烧灼感或者流泪						
视疲劳						

2. 你所经历的症状发生的频率

症状	0	1	2	3
干燥感、沙砾感或者瘙痒感				
疼痛感或者刺激感				
烧灼感或者流泪				
视疲劳				

0 = 从不　　　**1** = 有时　　　**2** = 经常　　　**3** = 持续

3. 你所经历的症状的严重程度

症状	0	1	2	3	4
干燥感、沙砾感或者瘙痒感					
疼痛感或者刺激感					
烧灼感或者流泪					
视疲劳					

0 = 没问题
1 = 可忍受-但仍有不适
2 = 不舒适-有刺激感，但不影响生活
3 = 感到烦人-有刺激感，影响生活
4 = 无法忍受-不能完成日常工作

4. 有无使用眼药水　　☐ 是　☐ 否　　如果是，使用频率如何？＿＿＿＿＿＿＿＿＿＿

SPEED总分＝（频率分+严重程度分）/28

图 1-1-3　SPEED 问卷是由 Korb 和 Blackie 设计，用于监测干眼症状动态变化的量表，包含 8 个有关干眼症状出现频率以及严重程度的问题，总分 28 分。其评估内容包括眼干、沙粒感、瘙痒、刺激、烧灼、流泪、疼痛以及眼疲劳。该量表进一步评估了这些症状是否对受评估者造成困扰、是否可以忍受、是否不适等。该量表同时还监测 3 个月内这些症状的变化。

中国人干眼问卷

*使用说明：本问卷在白天同一时间进行，请在问题答案上打√

（一）一般信息

姓名	年龄	性别	民族	联系方式	文化程度	居住地

（二）有关病史（在选项上打√）

题目	0分	1分	2分	3分	4分
1.您已戴隐形眼镜多长时间？（此问题二选一）或已行角膜屈光手术多长时间？	无 无	1年以内 半年	2年以内 1年	5年以内 2年	5年以上 2年以上
2.您平均每天用眼药次数及时间？	无	≤4次/日 3个月以下	≤4次/日 3个月以上	>4次/日 3个月以下	>4次/日 3个月以上
3.您晚上睡眠质量如何？	睡眠很好	偶尔失眠或熬夜	经常失眠或者熬夜	大部分时间睡眠质量差	每天睡眠质量差
4.您以下部位是否觉得干燥？a.鼻子 b.嘴巴 c.喉咙 d.皮肤 e.生殖器	无	1种	2种	3种	≥4种
5.您眼睛在如下环境中是否敏感？a.抽烟环境 b.油烟环境 c.空气污染环境 d.粉尘环境 e.空调环境 f.暖气	无	1种	2种	3种	≥4种
6.您是否长期服用以下药物？a.抗过敏药 b.利尿药 c.降压药 d.安眠药 e.精神类用药 f.避孕药 g.更年期治疗药物	无	1种	2种	3种	≥4种

（三）过去一周眼部症状（在分值上打√）

题目	没有	偶尔	一半时间	大部分时间	全部时间
7.眼睛干燥感	0	1	2	3	4
8.眼睛异物感	0	1	2	3	4
9.眼睛痛	0	1	2	3	4
10.眼睛畏光	0	1	2	3	4
11.晨起睫毛是否有分泌物，睁眼困难	0	1	2	3	4
12.视力波动	0	1	2	3	4

图1-1-4　厦门大学眼科研究所刘祖国团队制作的中国人干眼问卷，是针对中国人生活以及语言表达习惯设计，同时兼顾了篇幅短、易理解、评估全面等优点。因此在用于评估我国干眼患者时，该问卷应答率显著高于翻译版的OSDI，诊断干眼的特异度以及敏感度也较高。当诊断阈值为7时其敏感度为83.33%，特异度为70.73%。OSDI问卷的诊断阈值为18.18时，对应的敏感度74.3%，特异度为75.6%。

二、知觉检查（aesthesiometry）

干眼患者常常并存角膜知觉减退。角膜知觉减退可导致患者瞬目减少，泪液蒸发增加，并减少刺激性泪液分泌进而加重干眼。干眼的加重又可损伤角膜上皮下神经，进一步加重角膜知觉的减退，形成恶性循环。因此，干眼患者角膜知觉的检查对评估干眼患者病情十分重要。传统的角膜知觉检查是将棉花纤维搓成细尖状接触角膜，观察患者是否眨眼。该检查只能判断患者有无角膜知觉减退，无法对其进行量化评估。目前已有仪器可对角膜知觉进行定量评估。

1. 角膜知觉仪　Cochet-Bonnet 角膜知觉仪通过调整特质尼龙线的长度产生不同的接触力来评估角膜知觉敏感程度。检查时先使用最长的 60mm 长度，将尼龙线尖端缓慢垂直接触角膜，直至尼龙线弯曲大于 5°，如患者无反应，则再缩短 5mm，重复上述操作，直到患者做出反应为止。该尼龙线长度即表示患者的角膜知觉敏感程度。产生反应时尼龙线的长度越短，角膜知觉越不敏感。一般需对角膜进行上、下、鼻、颞四个方位的评估。

2. 活体激光共聚焦显微镜（In vivo laser confocal microscopy）　角膜上皮下神经损伤和形态改变可影响角膜敏感度。利用共聚焦显微镜（图 1-1-5）检查这一无创的眼表检查方式，临床医师可在细胞水平的放大倍率下采集干眼患者眼表组织结构的图像，并清晰地观察角膜上皮下神经的结构。虽然角膜上皮下神经的形态并不能直接反映角膜敏感度，但其形态的改变无疑可为干眼患者角膜敏感度的改变提供佐证。利用共聚焦显微镜我们可以对角膜上皮神经的密度、弯曲度、直径以及分叉程度等多项指标进行评估。干眼患者通常可观察到角膜上皮基底层下神经弯曲度增加[4]。角膜上皮下神经密度、直径以及分叉度在干眼诊疗过程中的临床意义还有争议，并有待进一步研究阐明。此外，共聚焦显微镜还可用于观察角膜上皮细胞、角膜基质细胞、角膜炎症细胞以及睑板腺腺体和导管等结构的改变（图 1-1-6）。

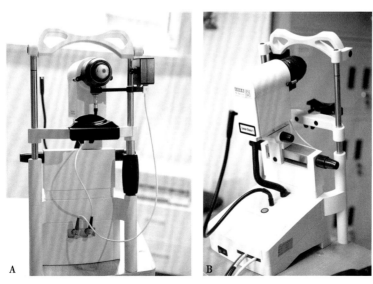

图 1-1-5　活体激光共聚焦显微镜。（摄影：吴志毅）

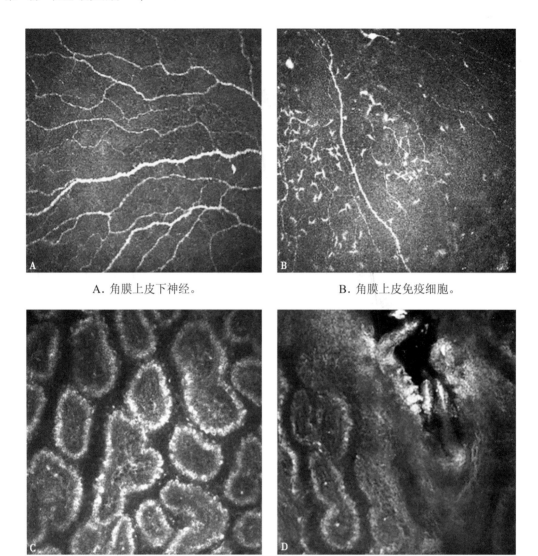

A. 角膜上皮下神经。　　　　　　　　　B. 角膜上皮免疫细胞。

C. 睑板腺形态。　　　　　　　　　　　D. 结膜毛囊内螨虫。

图 1-1-6　共聚焦显微镜在眼表观察中的应用。

第二节　客观性检查

一、检查顺序

眼表检查结果易受外因干扰,如眼睛刺激可引起反应性泪液分泌,进而影响泪膜破裂时间(tear film break-up time,BUT)、泪河高度(tear meniscus height)等的相关检查。实际工作中,为求全面评估患者病情,干眼患者常常需要接受多项检查。为避免不同的眼表检查的相互干扰,在进行多项眼表检查时,需先进行非侵入式的检查,后进行侵入式的检查。推荐的检查顺序为:询问病史、量表评估、BUT、眼表染色、Schirmer 试验(Schirmer test)、眼睑以及睑板腺形态和睑板腺分泌功能检查(图 1-2-1)。

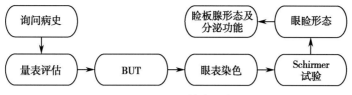

图 1-2-1　干眼检查顺序。

二、裂隙灯检查及照相

在干眼诊疗过程中,裂隙灯显微镜(图 1-2-2)是最重要、最基本的工具之一。通过裂隙灯显微镜的观察,我们可以对干眼患者的眼表状态包括角膜、结膜、睑缘、泪河高度等进行综合评估。

1. 角膜　干眼患者常伴有角膜上皮损伤,如不同程度的角膜上皮糜烂及荧光素着染,严重者可出现角膜上皮缺损、角膜新生血管、角膜溃疡等(图 1-2-3,图 1-2-4)。

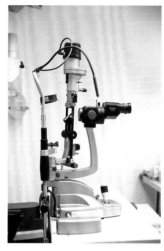

图 1-2-2　裂隙灯显微镜外观。(摄影:吴志毅)

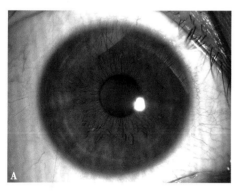

A. 正常眼表结膜无充血、水肿,无异常。

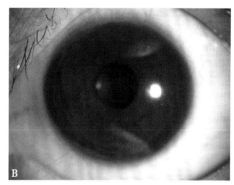

B. 干眼患者常常出现角膜上皮损伤,裂隙灯下表现为角膜上皮粗糙、点状缺损。

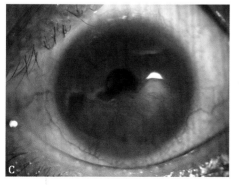

C. 严重干眼患者可因眼表长期慢性损伤造成角膜缘干细胞失代偿、新生血管长入角膜区域。

图 1-2-3　裂隙灯角膜观察。

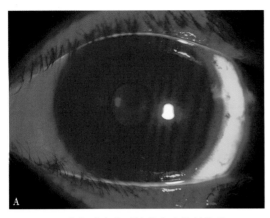

A. 正常角膜上皮不被荧光素染料染色。

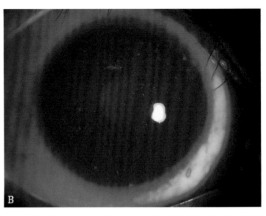

B. 干眼所致轻度角膜上皮损伤可出现点状荧光素染料着染。

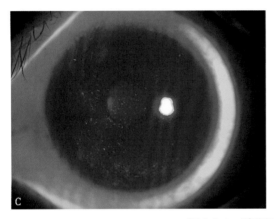

C. 更为严重的角膜上皮损伤则表现为片状着染。

图 1-2-4　裂隙灯角膜荧光素染色。

2. 结膜　在炎症反应或黏蛋白缺乏等因素的作用下，干眼患者的球结膜可表现为结膜充血、水肿，丽丝胺绿或者虎红染色可有结膜着染（图 1-2-5）。通常认为，干眼患者结膜上皮损伤早于角膜上皮损伤[5]。因此，结膜染色有助于早期了解眼表上皮损害情况，可为干眼的早期诊断提供依据。

3. 睑缘　睑缘，外有睫毛附着，内为睑板腺开口所在（图 1-2-6）。在诊断干眼时，应注意观察睫毛是否清洁，有无分泌物、寄生虫等附着；睫毛生长是否正常，是否有脱落、秃睫、乱睫、倒睫等可能影响眼表微环境的因素；睑缘是否有鳞屑、痂皮、分泌物、充血、不规则、切迹、瘢痕、肥厚和角化（图 1-2-7）；睑板腺开口是否通畅，是否有隆起、阻塞、狭窄以及睑板腺分泌物情况（详见下文睑板腺检查部分）等。睑缘刷（lid wiper）是位于睑缘黏膜与皮肤交界线和睑板下褶皱之间的解剖结构。在瞬目过程中，该区域直接与眼表接触并将泪液成分均匀的涂布于眼表。干眼患者由于眼表干燥，润滑度不足，睑缘刷处上皮可因瞬目过程中增大的摩擦力而受损。这种损伤称为睑缘刷上皮病变（lid wiper epitheliopathy），常见于上睑，可被荧光素、丽丝胺绿以及虎红染色（图 1-2-7），着染大于 2mm 或着染宽度大于睑缘矢状宽度的 25% 为睑缘染色阳性[6]。

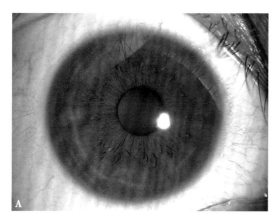

A. 正常球结膜无充血，水肿。

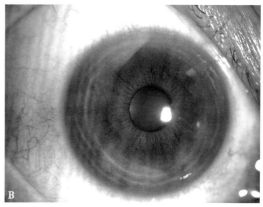

B. 干眼患者可因泪液渗透压升高、眼表炎症等因素造成球结膜充血。

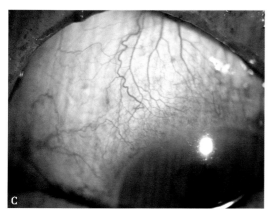

C. 使用丽丝胺绿可使受损的结膜上皮细胞着色，该方法可直接观察并评估干眼患者结膜上皮细胞的受损状态。

图 1-2-5 裂隙灯结膜观察。

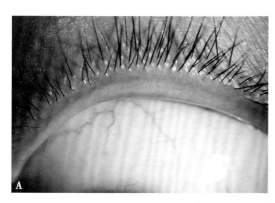

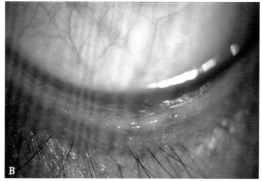

图 1-2-6 正常睑缘，外观清洁，无分泌物，睫毛生长正常。

4. 泪河高度 正常人泪河高度大于等于 0.2mm[7]。干眼患者泪河高度下降，甚至可出现泪河消失，可通过裂隙灯显微镜直接观察或向结膜囊内滴入荧光素后观察（图 1-2-8）。然而，该测量方法主观性较大，需经验较为丰富的医师或技师方能较为准确的测量，并且测量结果的稳定性以及不同测量者的重复性仍有待提高。最近出现了使用红外光照相技

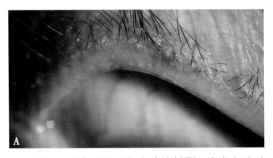

A．睑缘炎所致干眼可伴有睑缘鳞屑、结痂和睫毛乱生。

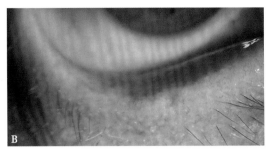

B．长期睑缘炎症可致睑缘瘢痕形成、睑缘钝圆和秃睫。

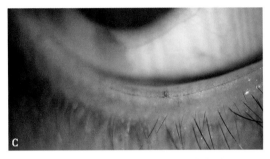

C．正常角膜缘结膜上皮与鳞状上皮交接处可见Marx线。

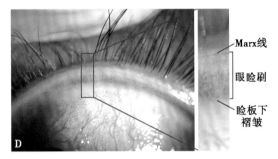

D．干眼患者可见睑缘刷着染（青色部分）。

图 1-2-7　裂隙灯睑缘观察。

术以及相干光断层扫描（optical coherence tomography，OCT）技术测量泪河高度的方法（详见下文泪液相关检查部分），进一步提高了泪河高度测量的准确性以及稳定性。这两项技术有望成为被广泛认可的测量泪河高度的方法。

5．角结膜染色及评估方法

（1）荧光素（fluorescein）染色（图 1-2-9）：荧光素主要对细胞缺失、细胞间连接破坏或细胞膜渗透性增加的部位进行着染，主要用于干眼患者角膜上皮损伤范围和程度的评估。干眼患者早期可出现角膜上皮细胞的点状着染。随着角膜上皮损伤的加重，荧光素着染的范围以及程度也随之加重。

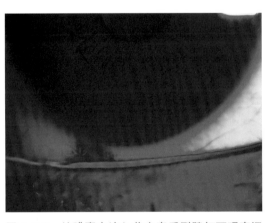

图 1-2-8　结膜囊内滴入荧光素后裂隙灯下观察泪河高度。

根据角膜荧光素着染的范围和程度，可对其进行评分。目前，我国普遍采用的评分方法为 12 分法[7]：将角膜分为四个象限，在每个象限中观察角膜上皮着染情况并评分；荧光素染色阴性为 0 分，1～30 个点状着染为 1 分，大于 30个着染点但未形成片状着染的为 2 分，出现角膜片状着染融合，丝状物及溃疡的为 3 分；将四个象限的分值相加即为最后的总分值（图 1-2-10）。

视频 1-1
角膜荧光素
染色

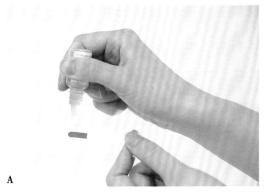
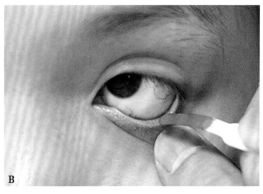

A. 将一整滴生理盐水滴在荧光素试纸条上（A），然后轻轻甩干试纸条上多余的生理盐水（若使用微量移液器着点荧光素溶液，推荐的使用量为 10μL

B. 嘱患者受测眼向鼻上方注视，将颞侧下睑向颞下侧轻拉，然后把湿润后的荧光素试纸条点在颞侧下睑结膜面（B），将裂隙灯调至钴蓝光观察染色后的情况。使用荧光素染色后 1～3 分钟为最佳观察时间。

图 1-2-9　角膜荧光素染色过程。（摄影：吴志毅）

也有将角膜区域分为 5 个区域，根据每个区域角膜上皮着染密度进行分级，无着染为 0 分，轻度着染为 1 分，中度着染为 2 分，重度着染为 3 分，5 个区域分值之和为总分值[8]（图 1-2-10）。

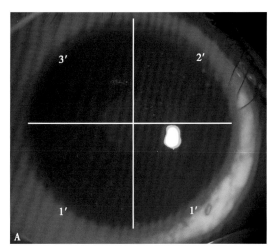
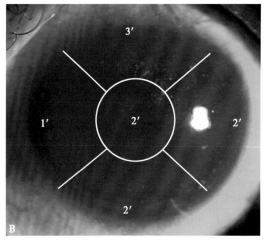

A. 4 分法：左上点状着染融合成片，评分为 3 分；右上点状着染大于 30 点，评分为 2 分；左下和右下点状着染小于 30 点，评分为 2 分；该角膜染色总评分为 7 分。

B. 5 分法：瞳孔区为中度着染，计 2 分；左侧轻度着染，计 1 分；右侧中度着染，计 2 分；上方重度着染，计 3 分；下方中度着染，计 2 分，共计 10 分。

图 1-2-10　角膜荧光素染色评分。

（2）丽丝胺绿（lissamine green，LG）：LG 染色可反映已经死亡和变性的角结膜上皮细胞，主要用于结膜上皮损伤状态的评估。

染色的操作步骤与荧光素基本一致。不同之处是：在使用生理盐水将丽丝胺绿试纸条湿润后不需要将试纸条上多余的生理盐水甩干，而是需等待 5 秒后点在下睑结膜进行染色。染色后 1～4 分钟为最佳观察时间。国际干燥综合征临床合作联盟（Sjögren's International

Collaborative Clinical Alliance，SICCA）眼表染色评分法是国际上常用的 LG 评分法[9]。该评分方法将眼表分为鼻侧结膜、颞侧结膜以及角膜 3 个区域。分别对每个区域进行评分，具体评分方法详见图 1-2-11。丽丝胺绿染色实例见图 1-2-12。

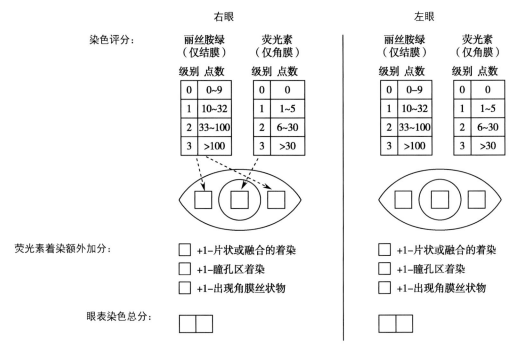

图 1-2-11　SICCA 眼表染色评分法将眼表分为鼻侧结膜、颞侧结膜以及角膜 3 个区域。其中角膜区域使用荧光素染色，无着染计 0 分，1~5 个着染点计 1 分，6~30 个着染点计 2 分，>30 个着染点计 3 分。另外，如出现片状着染、瞳孔区着染或者角膜丝状物中任意 1 项总分加 1 分，三者累计为总分。

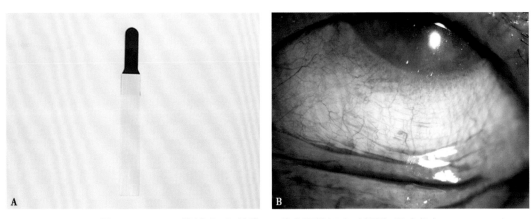

图 1-2-12　LG 试纸条（A），结膜 LG 染色阳性（B）。（摄影：吴志毅）

（3）虎红（rose bengal，RB）染色：RB 染色的操作方法与 LG 一致，可反映已经死亡和变性的角结膜上皮细胞，以及没有被正常黏蛋白层覆盖的健康眼表上皮细胞。需要注意的是，虎红对眼表有较明显的刺激作用，建议染色前先用表面麻醉剂。

（4）双重染色：最近有厂商推出同时含有荧光素以及丽丝胺绿的试纸条，可一次进行两种染色，并同时对角膜上皮以及结膜上皮的损伤进行评估。

三、泪液相关检查

（一）泪液量的评估（Tests of tear production）

泪液分泌量是诊断泪液缺乏型干眼（如 Sjogren 综合征）的重要指标。目前临床上使用的用于评估泪液分泌功能的检查主要有：Schirmer 试验、酚红棉线试验和泪河高度检测等。

1. 泪液分泌试验（Schirmer 试验）　Schirmer 试验包括表面麻醉下 Schirmer 试验、Schirmer I 试验和 Schirmer II 试验。其中，表麻下 Schirmer 试验具体实施方法如图 1-2-13。

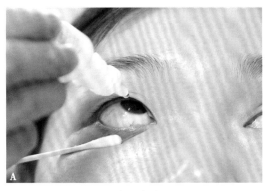

A. 表面麻醉。

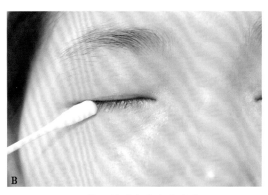

B. 擦干结膜囊内多余液体。

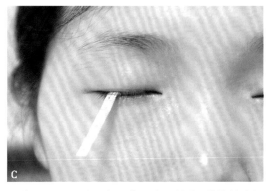

C. 将 Schirmer 试纸条沿着凹痕处折叠，并将折叠部挂在下睑缘中外 1/3 处。

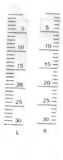

D. 5 分钟后，自折叠处至试纸条湿润部分最远端的距离（mm）即为试验值。

图 1-2-13　表麻下 Schirmer 试验。（摄影：吴志毅）

Schirmer I 试验：即无表面麻醉的 Schirmer 试验。其实施步骤同表麻下 Schirmer 试验，但无需实施表面麻醉。

Schirmer II 试验：反映泪液的反射性分泌。在表麻后将结膜囊内多余液体擦干，将试纸条（5mm×35mm）沿着凹痕处折叠，并将折叠部挂在下睑缘中外 1/3 处。然后用棉棒刺激鼻黏膜。5 分钟后，自折叠处至试纸条湿润部分最远端的距离（mm）即为测量值。使用表面麻醉时进行 Schirmer II 试验可帮助诊断 Sjögren 综合征患者，其因鼻黏膜刺激引起的反射性泪液分泌显著减少。

Schirmer I 试验是临床应用最为广泛的泪液分泌功能的评估手段。但由于没有表面麻醉，测量过程中患者易受外界刺激造成反应性泪液分泌，导致测量稳定性不足。因此，表面

视频 1-2
表麻下
Schirmer
试验

麻醉下 Schirmer 试验以及 Schirmer Ⅱ试验被设计出来,以避免反应性流泪对检查结果的影响。然而,虽然有研究表明表面麻醉下 Schirmer 试验和 Schirmer Ⅱ试验在干眼的检查中更为客观和可靠[10],但这些研究的可重复性、特异性以及敏感性还不具有充足的说服力。因此,大多数干眼诊断标准仍参考 Schirmer Ⅰ试验的结果。目前,尚未有统一的 Schirmer Ⅰ试验异常值标准。当 Schirmer Ⅰ试验值≤5mm/5min 作为异常值时,其敏感度和特异度分别为 76.9%、72.4%,而当≤10mm/5min 作为异常值时,其敏感度和特异度分别为 83.6%、69.8%[11]。根据中华医学会眼科学分会角膜病学组 2013 于中华眼科学杂志发表的《干眼临床诊疗专家共识》,Schirmer Ⅰ试验值≤5mm/5min 联合主观症状即可诊断干眼。Schirmer Ⅰ试验值≤10mm/5min 时,需合并主观症状以及角结膜荧光素染色阳性才可诊断干眼。我国刘祖国教授认为:表麻下 Schirmer 试验<5mm/5min 表明水样液缺乏,5~10mm/5min 为可疑;Schirmer Ⅱ试验≤5mm/5min 为异常[7]。

2. 酚红棉线(phenol red thread)试验 酚红棉线试验是一种间接检测泪液容量的方法,尚未被临床广泛使用。其为一种使用酚红(一种 pH 敏感颜料)浸泡过的细棉线,干燥时为黄色,当接触弱碱性的泪液后变为红色。其操作步骤如图 1-2-14。

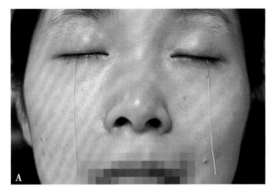
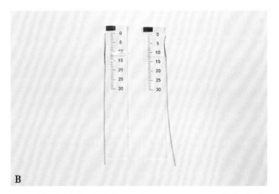

A. 将一根含有酚红的细棉线末端折叠并挂在下睑缘中外 1/3 处。

B. 当棉线被偏碱性的泪液浸湿后即可由黄色变为红色,15 秒后测量红色部分长度。

图 1-2-14 酚红棉线试验。(摄影:吴志毅)

目前关于酚红棉线试验的正常值与异常值的划分仍有争议,一般认为棉线浸润长度<20mm 提示泪液缺乏[12],当将异常值设为<10mm 时,其诊断干眼的敏感度为 25%,特意度为 93%[13]。酚红棉线的优势在于棉线细软,15 秒的测量时间也使检查更为方便快捷。此外,其含有的 pH 指示剂较少,检查过程中可以减少对患者眼表的刺激,从而降低反应性流泪对检查结果的影响。

视频 1-3
酚红棉线试验

3. 泪河测量 泪河是泪液在睑缘与球结膜之间形成的带状结构。它是泪液在涂布于睑裂区角结膜之前的储存形式。眨眼时,由睑缘将泪河储存的泪液均匀涂布于眼表。因此,泪河容积反映了可直接用于眼表保护的泪液体积。泪河容量下降,提示干眼发生的风险增加。目前泪河测量的方法包括泪河高度的测量以及泪河切面体积测量。

(1)泪河高度测量:传统的泪河高度测量通过裂隙灯显微镜直接观察或向结膜囊滴入荧光素后观察,测量的泪河高度大于 0.2mm 为正常。然而,该方法测量结果由观察者主观判断,重复性不佳,并且裂隙灯的白光以及荧光素的使用可能造成眼表刺激从而影响检测结果。目前有商品化的眼表综合分析仪可通过图像采集、自带标尺测量以及红外光照相等技术优化测量准确性（图1-2-15），具体内容详见下文干眼综合分析系统部分。

（2）泪河切面测量：运用高分辨率前节OCT可对泪河结构的矢状切面进行精细的成像（图1-2-16）。观察者可在后期进行泪河高度、泪河深度以及泪河横截面积的测量和计算。OCT的引入使更准确、更精细地测量泪河成为可能。同时，该操作为非侵入式，避免了眼表刺激对测量结果的影响。与普通前节OCT类似，该检查过程也十分快速简单。检查时检查者只要将角膜正下方泪河置于观察野中央，使用单线扫描模式对该部位泪河进行扫描即可。该种方法与上述传统泪河测量方法相比有诸多优势，但OCT图像的后期处理则稍显复杂并且费时费力。设计相关软件简化后期处理流程有望解决这一问题。值得注意的是，泪河的OCT测量值在眨眼周期的不同时间点可呈现动态变化，因此推荐于刚眨眼后进行扫描以避免因测量时间点不同引起的误差。

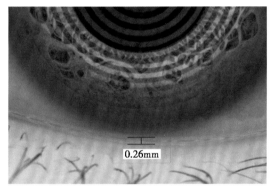

图1-2-15　眼表综合分析仪红外测量泪河高度，避免可见光造成刺激性泪液分泌及其对测量结果的影响。系统自带测量工具，使测量结果较裂隙灯下主观测量更为精确。

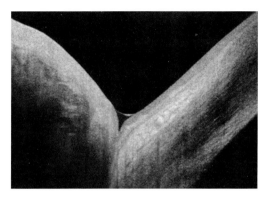

图1-2-16　OCT捕获的泪河图片。

4. 快速非侵入泪液测量　传统的Schirmer试验使用较为粗大的试纸条，并将其置入结膜囊中5分钟。该方法存在许多不足之处：①试纸条粗大，加之其中的显色剂含量大，可引起受试者较为明显的眼部刺激，导致反射性泪液分泌增加，影响测量结果准确性；②该方法为侵入性操作，受试者舒适度较差；③该方法需观察5分钟，较为费时费力，不利于门诊大规模使用。近来有日本学者发明了一种快速非侵入式泪液量测量试纸条SMTube strip。将该试纸条置于下睑外1/3处泪河5秒即可测量患者泪液量。该方法具有快速、非侵入、患者舒适性以及测量稳定性好等优点，有望成为新的干眼诊断指标。

（二）泪膜稳定性评估（Stability of tear film）

1. BUT测量　泪膜破裂时间是评估泪膜稳定性最主要的检查方法。通常所说的BUT指的是自眨眼开始，至泪膜出现第一处破裂的时间。目前已有多种泪膜破裂时间测量的方法问世，主要包括：荧光素泪膜破裂时间（fluorescein break-up time，FBUT）和非侵入性泪膜破裂时间（non-invasive break-up time，NIBUT）。

（1）FBUT：一种在结膜囊内滴入荧光素直接观察泪膜破裂并计时的方法（图1-2-17）。操作过程为：用一滴生理盐水将荧光素试纸条头端湿润，然后迅速甩干多余水分，嘱患者鼻上方注视，将颞侧下睑轻轻向颞侧拉，然后把湿润后的荧光素试纸条点在颞侧下睑结膜上。也可用微量移液器吸取 10μL 的 1% 荧光素代替荧光素试纸。嘱患者自然眨眼 3 次后尽可能保持睁眼（避免过度睁大眼睛），直至忍不住再次眨眼为止。在此期间，观察者在钴蓝光下通过裂隙灯显微镜观察泪膜破裂情况。观察者于最后一次眨眼时开始计时，并记录患者泪膜出现首次破裂时的时间，该时间即为泪膜破裂时间。一般认为 FBUT 小于 5 秒时提示干眼，5～10 秒为可疑，大于 10 秒为正常。该方法是目前应用最为广泛的 BUT 测量技术，但荧光素的使用可降低泪膜稳定性，使得测量结果出现偏差。在检查过程中还需注意保持环境温度、湿度、照明度的相对恒定，以避免环境因素对结果的影响。

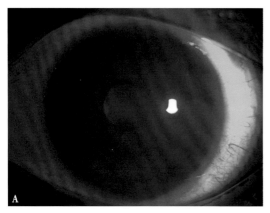 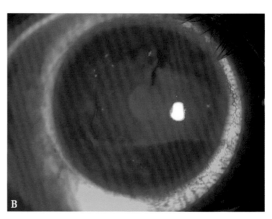

A. 将荧光素滴入受试者结膜囊内，嘱其自然眨眼 3 次后荧光素可显示角膜的表面均匀分布的泪膜。

B. 保持睁眼一段时间后可观察到泪膜破裂。

图 1-2-17　荧光素泪膜破裂时间。

（2）NIBUT：通过观察泪膜上反射的栅格状或环状图案的变化，间接观察泪膜破裂的方法。该技术无需使用荧光素点染眼表，从而避免了荧光素对泪膜稳定性的影响，并且还具有红外光源对眼表刺激小、可自动检测泪膜破裂并计时、可记录多处泪膜破裂时间等诸多优点。经过多年的临床研究对比，TFOS DEWS Ⅱ认为 NIBUT 是优于 FBUT 的泪膜破裂时间测量方法。NIBUT 的实施需借助专用设备。目前已有多家公司生产的眼表综合分析仪可实现全自动的泪膜破裂时间的测量，具体操作步骤见第六节。

2. 角膜地形图（Corneal topography and tomography）　干眼患者由于泪液稳定性改变，可导致其眼表泪液分布均一性下降，即角膜不同位置的泪膜厚度差值增大。通过角膜地形图可直观地观察干眼患者这种眼表规则度的改变。目前使用的角膜地形图分析仪大都采用 Scheimpflug 成像技术对角膜前后表面进行矢状位 360° 扫描，精确地呈现角膜前后表面形态，并通过软件将采集的数据转换成直观的地形图（图 1-2-18）。有研究表明：干眼患者的角膜地形图参数与正常眼相比有明显差异，如角膜表面规则指数（corneal surface regularity index，SRI）和角膜表面非对称指数（corneal surface asymmetry index，SAI），角膜表面散光值（corneal surface cylinder，CYL）等升高，提示干眼患者角膜表面规则度下降[14]。

3. 视觉质量分析系统　如前所述，干眼患者泪膜分布均一性下降可影响患者屈光状态，进而影响患者视力。角膜屈光手术相关干眼可因泪膜分布不规则而产生较大的像差。目前，市面上常见的视觉质量分析仪主要有 iTrace 视觉质量分析仪以及 OQAS Ⅱ客观视觉质量分析系统

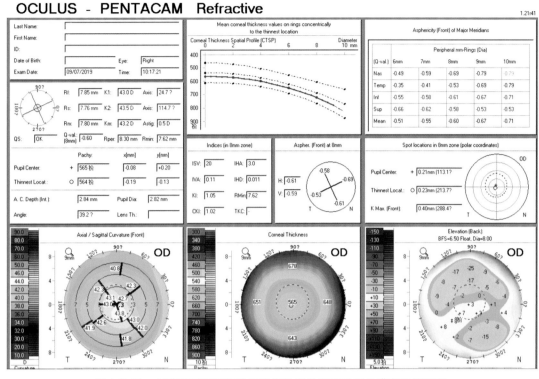

图 1-2-18　角膜地形图可提供多种指数评估干眼患者角膜表面规则度。

等，可以测量眼球整体像差、角膜像差和晶体像差，从而对干眼患者因泪膜异常而产生的像差改变进行较为精确地测量，客观评估干眼对患者视力的影响。除此之外，OQAS 采用双通道技术直接采集点光源的视网膜像进行分析得到点扩散函数（point spread function，PSF），再对 PSF 进行分析得到主要测量参数。该项技术综合考虑了散射、相差和衍射的影响，最后得到正确的 PSF 像，进一步客观、快速、准确、非侵入地检测泪膜质量，并综合评估干眼对视觉功能的影响。

4．泪膜干涉仪（Lipiview）　该仪器可以测量泪膜油脂层（LLT）厚度，监测记录不完全眨眼次数，观察脂质层动态分布（详见下文睑板腺检查部分）。

（三）泪液相关成分

1．泪液蕨样变试验（tear ferning test，TFT）　黏蛋白是泪液的重要成分之一。黏蛋白缺乏或质量改变可导致眼表润滑不足以及泪液稳定性下降，是干眼的致病因素之一。对泪液黏蛋白的检测主要依靠蕨样变试验。取 2～3μL 泪液滴于载玻片上，在湿度 50% 左右的室温下干燥，7～10 分钟后用显微镜观察。正常人泪液可形成紧凑致密的蕨样结晶图形（图 1-2-19），而干眼患者的泪液形成的结晶结构混乱或呈碎片状，黏蛋白严重缺乏的干眼患者的泪液甚至不能形成蕨样结晶。

2．基质金属蛋白酶（matrix metalloproteinases，MMPs）　MMPs 是干眼患者泪液多种蛋白酶中的一类，可破坏上皮细胞间的紧密连接，其水平升高提示眼表屏障功能受损。因此，泪液中 MMPs 水平可一定程度上反映干眼患者眼表受损程度。研究显示，泪液中 MMP-9 的浓度与干眼炎症程度呈正相关[15,16]。目前已有试剂盒成品上市，能够快速检测泪液中的 MMP-9，可在 10 分钟内报告 MMP-9 定量检测结果，泪液中 MMP-9 小于 40ng/mL 为正常。

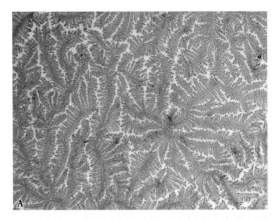
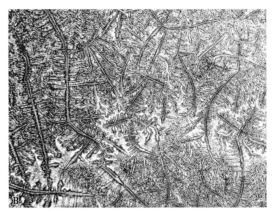

A．正常人泪液蕨样变试验显示为紧凑致密蕨样结晶图形。

B．轻度干眼患者泪液形成的蕨样结晶结构混乱。

图 1-2-19　泪液蕨类实验。放大倍率（×40）。

3．细胞因子和趋化因子　泪液中细胞因子和趋化因子的水平是反映眼表上皮损伤程度的重要指标。多项研究已证实 IL-1、IL-6、IFN-γ 以及 TNF-α 与干眼相关[17, 18]。另外，趋化因子 CXCL9、CXCL-10、CXCL-11 和 CXCR3 也可能在干眼的发病过程中发挥了重要作用[19]。眼表炎症是干眼的重要病理过程，泪液中细胞因子和趋化因子的水平可以反映眼表炎症的类型以及严重程度。检测泪液中细胞因子和趋化因子水平可能成为日后干眼分类诊断和疗效评估的重要手段。现已有商业化的细胞因子检测试剂盒（图 1-2-20），可快速测量泪液中各种细胞因子和趋化因子含量。

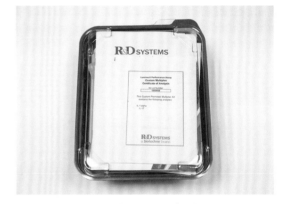

图 1-2-20　泪液细胞因子试剂盒。（摄影：吴志毅）

4．泪液乳铁蛋白（lactoferrin）检查　乳铁蛋白是泪液中重要的蛋白质成分之一，具有抗细菌、抗病毒、抗真菌等作用。它和泪液中的 IgA，溶菌酶、脂钙蛋白等成分都具有抵抗眼表微生物侵袭的作用。干眼患者泪液中乳铁蛋白水平较正常泪液降低。因此，检测泪液乳铁蛋白水平有助于对干眼的诊断和严重程度进行评估。以往泪液乳铁蛋白的检测主要依靠酶联免疫吸附（ELISA）和放射免疫法（RIA）。这些检测方法操作复杂，成本高，很少在临床中使用。最近有研究报道了一种新型的乳铁蛋白检测试纸[20]，使临床快速、便捷地检测泪液乳铁蛋白成为可能。

（四）泪液渗透压（osmolality）检查

泪液渗透压的增高一直被视为是干眼的重要改变，与患者干眼严重程度密切相关。干眼患者泪液渗透压的升高可能与泪膜蒸发率的增加有关。升高的眼表泪液渗透压可引起眼表干扰素（interferon-γ, IFN-γ）浓度的升高，并进一步引起上皮细胞的凋亡。目前，被广泛接受的诊断标准为：小于 308mOsm/L 为正常，308～316mOsm/L 为轻～中度干眼，大于 316mOsm/L 为重度干眼。两眼泪液渗透压之差大于 8mOsm/L 提示泪膜不稳定。

四、睑板腺检查（Imaging and function of meibomian glands）

泪膜的脂质层由睑板腺分泌产生，可延缓泪液蒸发，因此睑板腺的形态和功能的异常将直接或间接影响泪膜的稳定性。对干眼患者进行睑板腺的相关检查有助于明确干眼类型，对于指导干眼治疗有重要意义。睑板腺的评估主要包括：睑缘、睑板腺体以及泪膜脂质层的评估。

1. 睑板腺形态检查

（1）睑缘形态的评估：睑板腺功能障碍（meibomian gland dysfunction，MGD）患者可因睑板腺开口堵塞、炎症等原因引起后睑缘充血、变钝等改变。另外，许多干眼患者可出现睑缘形态改变以及后部睑缘上皮的损伤。这主要是由于干眼的患者眼表润滑不足，睑缘与眼表摩擦力增大，其睑缘上皮同眼表上皮一样发生损伤和缺损。荧光素或者丽丝胺绿染色均可显示睑缘上皮损伤（图1-2-21）。

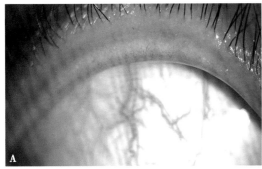

| A. 正常睑缘。 | B. 睑缘新生血管／充血。 |

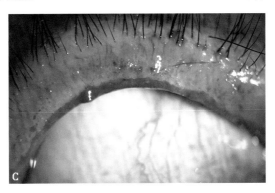

C. 睑缘丽丝胺绿染色阳性。

图1-2-21 睑缘形态检查。

（2）睑板腺形态检查：睑板腺成像技术的应用使得观察睑板腺形态成为可能。目前被广泛使用的睑板腺成像装置主要以红外线作为光源，并用红外照相机捕获睑板腺图片。该技术可清晰地显示睑板腺的形态（图1-2-22）。

睑板腺评分：目前已经有多种用于评估睑板腺的标准。最常用的是3分法：睑板腺缺失面积小于睑板腺总面积的1/3为1分，缺失面积为总面积的1/3~2/3为2分，缺失大于2/3为3分。上下睑板腺评分总和为该眼的睑板腺总分值，0分为正常，1分及以上为异常（图1-2-22）。需要指出的是，虽然上述基于睑板腺照相的评分可以一定程度反映睑板腺功能状态，但单独的睑板腺形态异常尚不足以诊断MGD。

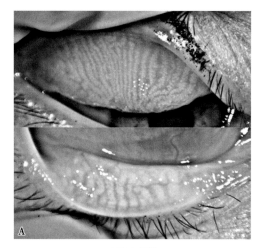

A. 正常睑板腺。

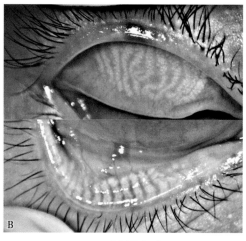

B. 睑板腺扭曲。

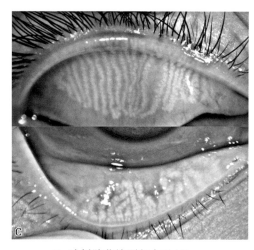

C. 睑板腺萎缩面积小于 1/3。

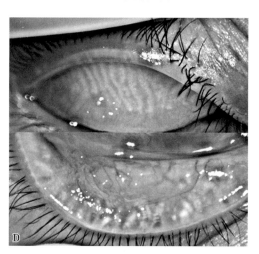

D. 睑板腺萎缩面积小于 2/3 且大于 1/3。

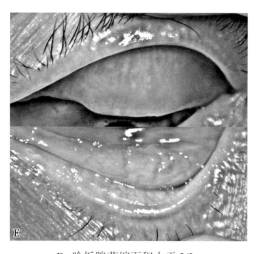

E. 睑板腺萎缩面积大于 2/3。

图 1-2-22　红外光源下睑板腺形态。

2. 睑板腺功能评估

（1）睑板腺开口以及睑板腺分泌物的评估：睑板腺排出能力以及睑板腺分泌物性状的改变（图 1-2-23）是 MGD 的常见表现。下面将分别介绍睑板腺排出能力以及睑板腺分泌物性状的评分方法。

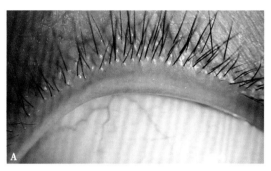
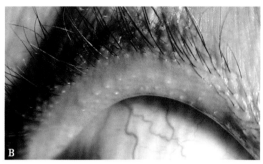

A. 正常睑板腺开口通畅，无堵塞。

B. MGD 患者睑板腺开口处常有脂栓形成，睑板腺开口堵塞。

图 1-2-23　睑板腺开口评估。

睑板腺排出能力评分：可使用睑板腺检查器（meibomian gland evaluator，MGE）进行检测。用 MGE 模拟人眨眼的眼睑压力（$0.8\sim1.2g/mm^2$），可以标准化评估腺体功能（图 1-2-24）。在每个眼睑检测 3 个位置（鼻侧、中间、颞侧），每个位置观察 5 个腺体，共计 15 个腺体开口，评估每个开口分泌物的状况和类型，对分泌物排出难易程度进行观察。评分标准：挤压眼睑，所有腺体开口均有分泌物排出为 0 分；3～4 个开口有分泌物排出为 1 分；1～2 个开口有分泌物排出为 2 分；所有开口均无分泌物排出为 3 分。每只眼的上下睑分别进行评分记录，最高分为 9 分，3 分及以上为异常。

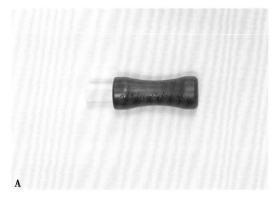
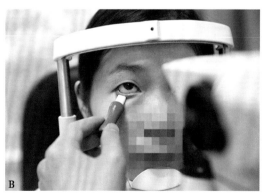

图 1-2-24　MGE（A）可模拟正常人眨眼时的眼睑压力，使裂隙灯下睑板腺开口评估睑板腺排出能力（B）更为标准化。（摄影：吴志毅）

睑板腺分泌物性状评分：透明清亮液体为 0 分，呈混浊状液体为 1 分，呈混浊颗粒状分泌物为 2 分，呈浓稠如牙膏状分泌物为 3 分（图 1-2-25）。每只眼的上下睑分别进行评分记录，0 分为正常，1 分及以上为异常。

视频 1-4
MGE 使用

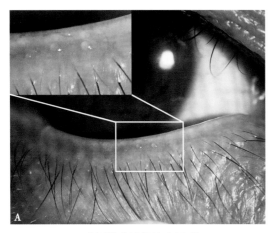

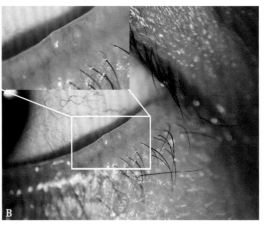

A. 睑板腺分泌物清亮透明。　　　　　　　　B. 睑板腺分泌物呈混浊液体。

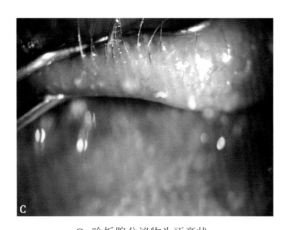

C. 睑板腺分泌物为牙膏状。

图 1-2-25　睑板腺分泌物评估。

（2）泪膜脂质层（tear film lipid layer）检查：泪膜脂质层是泪液的重要组成部分，可以控制泪液蒸发速度。其厚度和形态的正常对保持泪膜稳定起着至关重要的作用。目前临床上用于测量泪膜脂质层厚度最主要的仪器是 LipiView 眼表干涉仪（图 1-2-26）。其主要工作原理是不同厚度泪膜脂质层前后表面反射白光时会产生不同的干涉，最终体现为将白光反射为不同颜色的光。该机器可通过泪膜反射光的颜色判断泪膜脂质层的厚度（图 1-2-27）。测量过程中，该机器将下方泪膜分成多个独立的区域。其测量值可显示所有区域泪膜脂质层厚度的标准差以及平均值。这些指标可帮助临床医生判断患者泪膜厚度的绝对值及其均一性。目前，最被广泛接受的 MGD 诊断标准是：所有独立分区的脂质层厚度平均值小于 75nm（敏感性：65.8%；特异性：63.4%）[21]。脂质层厚度 >100nm 为正

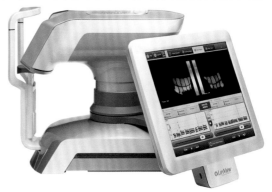

图 1-2-26　LipiView Interferometer 眼表干涉仪。

常；60～100nm 之间提示 MGD 的发生概率为 50%；<60nm 提示 MGD 的发生概率为 90%。另外，LipiView 还可动态记录患者眨眼周期中泪膜厚度的变化、动态记录患者瞬目过程并自动检测患者瞬目是否完全。不完全瞬目可引起泪液蒸发的增加。因此，该功能有助于临床医生发现因瞬目不完全所导致的干眼，并针对病因进行治疗。

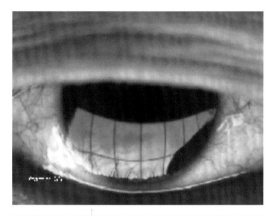
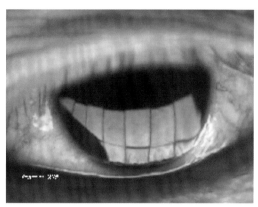
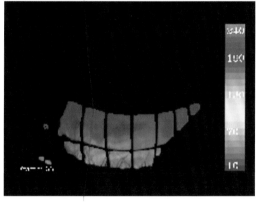
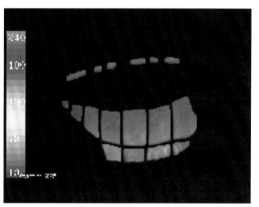

图 1-2-27　LipiView 向角膜投射白色光并观察角膜反射光的颜色，通过自动与系统自带比色卡对比来间接测量泪膜脂质层厚度。

五、瞬目异常的评估

　　瞬目是保持眼表健康以及视觉清晰的重要行为。良好的瞬目可以清除眼表碎屑，并在泪膜的形成以及睑板腺分泌物的均匀涂布等过程中起着至关重要的作用。有研究发现不完全眨眼的百分比与干眼患者的症状相关[22]。正常的瞬目频率为每分钟 10～15 次，干眼患者的瞬目频率较正常人更高。不完全瞬目可因泪膜重新形成不全导致干眼以及暴露性的眼表病变[23]。不完全瞬目可通过向结膜囊内滴入荧光素后使用裂隙灯显微镜进行观察。在不完全瞬目后，眼表荧光素可形成一条暗线。这条暗线是最近一次不完全瞬目时上眼睑在瞬目过程中的最低位置。近来，已有专门利用高速摄影机对瞬目频率及质量进行评估的检测仪器，其自带的视频分析软件可自动判断并记录瞬目是否完全以及瞬目后泪膜脂质层的动态变化（图 1-2-28）。异常瞬目是影响干眼症状的重要因素。对瞬目异常的评估在干眼诊疗中有重要意义，但目前，其在干眼诊断中的敏感性以及特异性尚不明确，还需进一步研究。

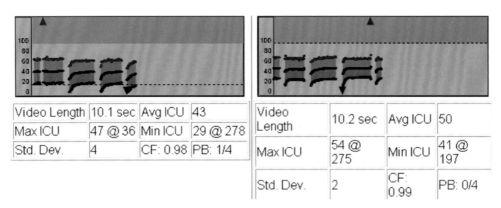

图 1-2-28 LipiView 可记录瞬目周期中泪膜脂质层的动态变化，评估并分析瞬目质量。

六、干眼综合分析系统

干眼综合分析系统是一种整合了多项眼表检查功能的检查设备。这一系统可使医师或者检测员一站式完成多项检查，使干眼相关检查变得更为方便、快捷，是目前临床使用较为广泛的干眼综合分析系统。它集成了 Placido 盘和红外摄像系统，可完成非侵入 BUT（non-invasive BUT，NIBUT）、非侵入泪河高度、睑板腺拍照、眼前节照相以及球结膜充血分析等多项检查（图 1-2-29）。

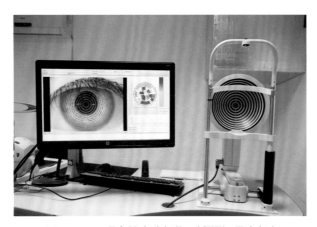

图 1-2-29 眼表综合分析仪。（摄影：吴志毅）

1. NIBUT 检测 眼表综合分析仪使用红外光源将 Placido 盘影像投影至被检查者角膜上，随后其影像捕捉系统实时监测并记录角膜环形投影的形态变化。当规则的环形投影在泪膜破裂处变得扭曲、不规则时，系统自动将该处变化识别为泪膜破裂。该设备除了记录首次泪膜破裂时间外，还记录整个睁眼过程中所有发生泪膜破裂部位的 BUT，并自动计算平均泪膜破裂时间（图 1-2-30）。检查方法：嘱患者将下颌置于下颌托上，额部向前紧贴额托。检查者根据屏幕提示将检查野对准被检查者角膜并嘱患者眨眼 2 次后系统即进入自动检测模式，直至患者再次眨眼。因该设备检测原理与传统的荧光素 BUT 不同，其参考值也不同。正常人群中首次 NIBUT 大于 10s，平均 NIBUT 大于 14s，干眼人群中首次 NIBUT 小于 5s，平均 NIBUT 小于 7s。

视频 1-5
NIBUT 测量

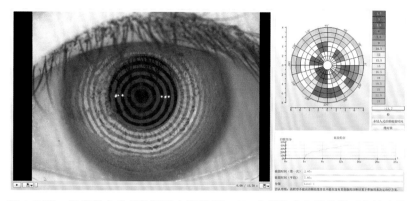

图 1-2-30 眼表综合分析仪可动态记录 Placido 盘影像在角膜投影形态的变化（左侧），并自动记录这些形态变化的位置以及出现时间（右侧）。

2. 非侵入泪河高度检测 采用白光或红外模式拍摄泪河图像，使用系统自带工具测量图像上的泪河高度（图 1-2-31，图 1-2-32）。正常泪河高度大于 0.2mm，小于 0.2mm 考虑泪液分泌不足。笔者推荐采用红外模式进行泪河高度的检测。这是因为，红外光源与白光相比对被检者眼睛刺激小，可减少因光源刺激引起的反射性泪液分泌对检查结果的影响。

视频 1-6
白光泪河高度

视频 1-7
红外光泪河高度

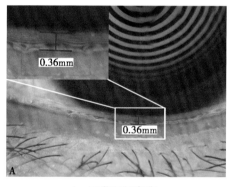

A. 正常泪河高度。

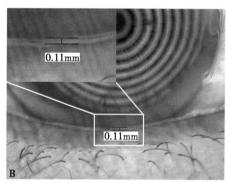

B. 泪河高度下降。

图 1-2-31 眼表综合分析仪可见光模式测量泪河高度。

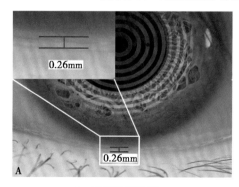

A. 正常泪河高度。

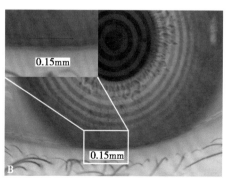

B. 泪河高度下降。

图 1-2-32 眼表综合分析仪红外光模式测量泪河高度。

3. 结膜充血分析　结膜充血是眼表炎症的表现之一。同时,结膜充血程度也是眼表炎症评估的指标之一。使用 R-scan 眼红分析模块,采集球结膜及角膜缘图像后可自动对球结膜充血程度进行分级,计算分析区域内血管面积与总面积之百分比,充血评分为 0~4 分(图 1-2-33~图 1-2-35),可用于指导临床炎症分级观察及临床用药。

视频 1-8
结膜充血分析

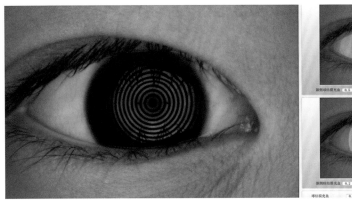

图 1-2-33　球结膜充血 0.7 分。

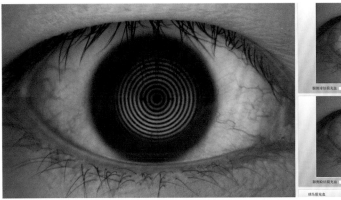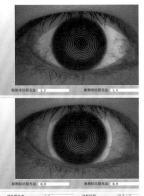

图 1-2-34　球结膜充血 1.2 分。

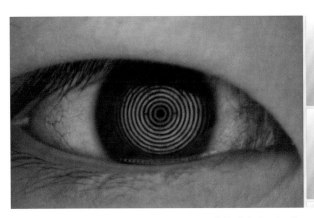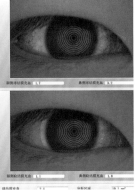

图 1-2-35　球结膜充血 2.4 分。

4. 睑板腺形态

睑板腺形态是 MGD 重要的观察指标之一。使用红外摄像技术辅以自带软件优化,可提供清晰的睑板腺形态图像(图 1-2-36),辅助睑板腺功能的客观评价,并可将采集的图像应用后续图像分析软件进行进一步的深入研究。

视频 1-9
红外线睑板
腺成像

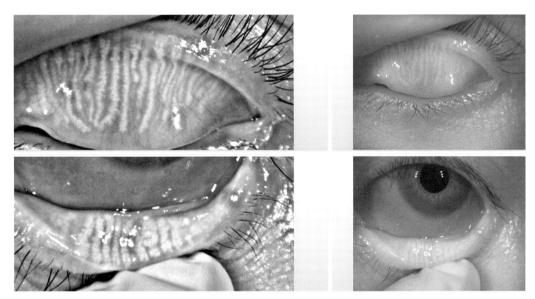

图 1-2-36　右侧为红外光下睑板腺形态原始图像,左侧为经眼表综合分析仪自带软件处理后的睑板腺形态图像。经处理后的睑板腺形态图像清晰度显著优于原始图像。

七、其他检查

1. 结膜印记细胞学(impression cytology)检查　结膜印记细胞学检查是重要的眼表检查方法,使用一种具有黏性的醋酸纤维膜贴于患者结膜并取下,即可获取结膜最表面的 3 层上皮细胞标本。通过对上述细胞进行固定和相应的染色,临床医生可对结膜杯状细胞密度、形态,以及角结膜上皮细胞的形态进行观察和评估。干眼患者结膜上皮杯状细胞密度明显降低,有时可见结膜上皮角化现象。另外,对上皮细胞进行免疫染色,还可了解患者眼表炎症细胞(如 $CD4^+$,$CD8^+$,$CD14^+$ 等)浸润情况及其激活状态(HLA-DR)。

2. 蠕形螨(demodex)检测　近年来,随着干眼研究的不断深入,研究者们发现了许多新的干眼发病因素。其中,睑缘的蠕形螨感染已被普遍认为是干眼的危险因素之一。蠕形螨主要分为毛囊蠕形螨和皮脂蠕形螨两大类。在眼表的感染中,前者主要寄居在睫毛毛囊,而后者则可感染皮脂腺以及睑板腺。蠕形螨寄居于眼表的这些部位可引起睑缘炎症,MGD等病变,进而导致干眼的发生或加重干眼。目前临床上对于蠕形螨的检查主要有两种,即激光共聚焦显微镜检查和普通光学显微镜检查。

激光共聚焦显微镜在可在活体状态下对多个毛囊进行快速检测(图 1-2-37)。该检查为无创性,因此适用于多次随访检查,并减轻反复拔取睫毛给患者带来的痛苦。但是,此方法目前尚难以鉴别诊断蠕形螨的种类,且无法准确计数,并对检查者的经验、操作技巧以及患者的配合程度均有较高要求。

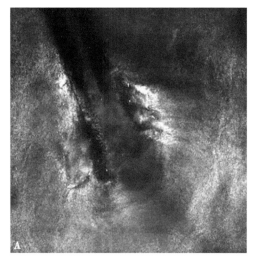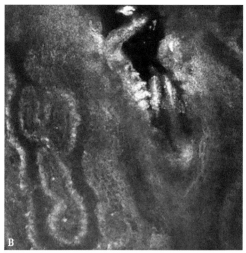

A. 睫毛毛囊形态。　　　　　　　　　　　B. 毛囊内蠕形螨形态。

图 1-2-37　激光共聚焦显微镜观察睫毛毛囊及毛囊内蠕形螨。

普通光学显微镜检查:左、右眼上、下眼睑分别拔 3 根睫毛。重点选取根部带有脂样袖套状分泌物的睫毛或倒睫、乱睫,双眼上下睑共取 12 根 。将拔下的睫毛平行置于载玻片上,加盖盖玻片,光学显微镜下观察蠕形螨(图 1-2-38),分别统计每个眼睑 3 根睫毛上蠕形螨检出的数量及形态。若拔出的睫毛根部鳞屑较多,可于载玻片上滴加香柏油或 100% 乙醇 20μL 或 0.25% 荧光素钠滴剂再进行观察,有利于对虫体进行分辨[24]。根据我国蠕形螨睑缘炎诊断和治疗专家共识(2018 年),毛囊蠕形螨检查阳性推荐标准为:①各期的蠕形螨均计数在内;②成人患者在 4 个眼睑中的任意 1 个眼睑蠕形螨计数达到 3 条 /3 根睫毛;③小于上述标准为可疑阳性,需结合临床表现,必要时可同时进行其他病原微生物的检查,如细菌、真菌等。同时符合以上 3 条,可确诊蠕形螨睑缘炎。同时符合前两条,睫毛检出蠕形螨但计数达不到标准,可重复取材及应用活体激光共聚焦显微镜辅助检查;若计数仍达不到标准,可诊断为疑似蠕形螨睑缘炎。仅蠕形螨检出阳性而无临床症状和体征者不诊断蠕形螨睑缘炎[24]。

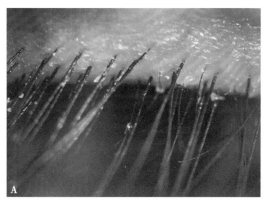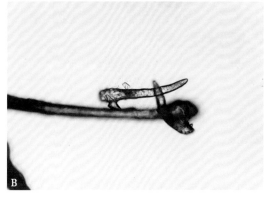

A. 睫毛根部分泌物增多。　　　　　　　　B. 睫毛毛囊蠕形螨。

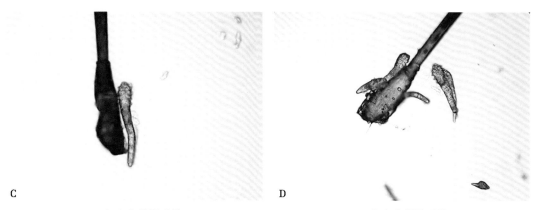

C. 睫毛毛囊蠕形螨。　　　　　　　　　　　　D. 睫毛毛囊蠕形螨。

图 1-2-38 蠕形螨睑缘炎睑缘表现及睫毛毛囊蠕形螨形态。

（林　琳　何景良）

参 考 文 献

1. Chalmers R L，Begley C G，Caffery B. Validation of the 5-Item Dry Eye Questionnaire（DEQ-5）：Discrimination across self-assessed severity and aqueous tear deficient dry eye diagnoses. Cont Lens Anterior Eye，2010，33（2）：55-60

2. Finis D，Pischel N，Konig C，et al.［Comparison of the OSDI and SPEED questionnaires for the evaluation of dry eye disease in clinical routine］. Ophthalmologe，2014，111（11）：1050-1056

3. 赵慧，刘祖国，杨文照，et al. 我国干眼问卷的研制及评估. 中华眼科杂志，2015，51（9）：647-654

4. Tuominen I S，Konttinen Y T，Vesaluoma M H，et al. Corneal innervation and morphology in primary Sjögren's syndrome. Invest Ophthalmol Vis Sci，2003，44（6）：2545-2549

5. Wolffsohn J S，Arita R，Chalmers R，et al. TFOS DEWS Ⅱ Diagnostic Methodology report. Ocul Surf，2017，15（3）：539-574

6. Hinkle D M. Lid wiper epitheliopathy and dry eye symptoms. Eye Contact Lens，2006，32（3）：160；author reply 160

7. 刘祖国. 干眼. 北京：人民卫生出版社，2017

8. Lemp M A. Report of the National Eye Institute/Industry workshop on Clinical Trials in Dry Eyes. Clao j，1995，21（4）：221-232

9. Whitcher J P，Shiboski C H，Shiboski S C，et al. A simplified quantitative method for assessing keratoconjunctivitis sicca from the Sjögren's Syndrome International Registry. Am J Ophthalmol，2010，149（3）：405-415

10. Li N，Deng X G，He M F. Comparison of the Schirmer I test with and without topical anesthesia for diagnosing dry eye. Int J Ophthalmol，2012，5（4）：478-481

11. Vitali C，Moutsopoulos H M，Bombardieri S. The European Community Study Group on diagnostic criteria for Sjögren's syndrome. Sensitivity and specificity of tests for ocular and oral involvement in Sjögren's syndrome. Ann Rheum Dis，1994，53（10）：637-647

12. Patel S，Farrell J，Blades K J，et al. The value of a phenol red impregnated thread for differentiating between

the aqueous and non-aqueous deficient dry eye. Ophthalmic Physiol Opt，1998，18（6）：471-476

13. Pult H，Purslow C，Murphy P J. The relationship between clinical signs and dry eye symptoms. Eye（Lond），2011，25（4）：502-510

14. Ozkan Y，Bozkurt B，Gedik S，et al. Corneal topographical study of the effect of lacrimal punctum occlusion on corneal surface regularity in dry eye patients. Eur J Ophthalmol，2001，11（2）：116-119

15. Lanza N L，Valenzuela F，Perez V L，et al. The Matrix Metalloproteinase 9 Point-of-Care Test in Dry Eye. Ocul Surf，2016，14（2）：189-195

16. Messmer E M，Von Lindenfels V，Garbe A，et al. Matrix Metalloproteinase 9 Testing in Dry Eye Disease Using a Commercially Available Point-of-Care Immunoassay. Ophthalmology，2016，123（11）：2300-2308

17. Wei Y，Gadaria-Rathod N，Epstein S，et al. Tear cytokine profile as a noninvasive biomarker of inflammation for ocular surface diseases：standard operating procedures. Invest Ophthalmol Vis Sci，2013，54（13）：8327-8336

18. Le Guezennec X，Quah J，Tong L，et al. Human tear analysis with miniaturized multiplex cytokine assay on "wall-less" 96-well plate. Mol Vis，2015，21（1151-1161

19. Yoon K C，Park C S，You I C，et al. Expression of CXCL9，-10，-11，and CXCR3 in the tear film and ocular surface of patients with dry eye syndrome. Invest Ophthalmol Vis Sci，2010，51（2）：643-650

20. Sonobe H，Ogawa Y，Yamada K，et al. A novel and innovative paper-based analytical device for assessing tear lactoferrin of dry eye patients. Ocul Surf，2019，17（1）：160-166

21. Finis D，Pischel N，Schrader S，et al. Evaluation of lipid layer thickness measurement of the tear film as a diagnostic tool for Meibomian gland dysfunction. Cornea，2013，32（12）：1549-1553

22. Pult H，Riede-Pult B H，Murphy P J. The relation between blinking and conjunctival folds and dry eye symptoms. Optom Vis Sci，2013，90（10）：1034-1039

23. Mcmonnies C W. Incomplete blinking：exposure keratopathy，lid wiper epitheliopathy，dry eye，refractive surgery，and dry contact lenses. Cont Lens Anterior Eye，2007，30（1）：37-51

24. 亚洲干眼协会中国分会，海峡两岸医药交流协会眼科专业委员会眼表与泪液病学组. 我国蠕形螨睑缘炎诊断和治疗专家共识（2018 年）. 中华眼科杂志，2018，54（7）：491-495

第二章　干眼诊断标准

第一节　干眼诊断流程

国际泪膜与眼表协会 DEWS Ⅱ 干眼诊断指南综合目前各种干眼的诊断标准,对干眼诊断流程做出了更详尽的阐述[1-3],本章在此做简单介绍:

一、病史采集

1. 症状　在干眼的诊断中,患者的主观症状非常重要。可以通过一系列问诊判断患者主观症状,评估危险因素,进一步找出干眼病因。

2. 病人调查问卷　问卷调查可以帮助筛查出亚临床期的干眼患者,帮助医生了解干眼是否影响了日常活动,并帮助识别患者的症状。推荐使用干眼问卷(Dry Eye Questionnaire-5, DEQ-5)或眼表疾病指数评分(Ocular Surface Disease Index,OSDI)量表对患者进行筛选(OSDI 及 DEQ-5 见本书第一篇图 1-1-1 与图 1-1-2)。

二、相关临床检测标准

干眼的诊断方法较多,包括泪膜破裂时间、眼表染色、泪液分泌试验、泪液成分变化检测、角膜地形图检查、干眼仪和裂隙灯检查等[1-5]。每一种方法都有其特定价值,但存在特异性不好或敏感性不强的可能,故临床上对干眼的确诊不能依赖一种检查结果的阳性,需结合主诉、影响因素和多种检查结果进行诊断和分析。

临床上对主诉有干眼症状及有相关干眼病因的患者可以首先进行泪膜破裂时间(BUT)检查,如 BUT 时间缩短,则考虑为泪膜不稳定。第二步考虑裂隙灯下检查泪河高度及进行 Schirmer 试验,判断是否为水液缺乏型干眼。第三步行睑板腺形态及功能的评估,判断是否存在睑板腺功能障碍诊断。

1. 裂隙灯检查　裂隙灯检查是寻找干眼病因、判断疾病程度及鉴别诊断的主要依据。我们需要观察的主要体征包括以下几点:①睑缘的评估:腺体的连续性及缺失程度、毛细血管扩张、睑板腺开口堵塞、压迫睑睑睑板腺分泌是否正常等(图 2-1-1);②泪河高度:可采取裂隙灯生物显微镜测量,干眼患者下方泪河高度常 <0.2mm,诊断应结合其他检查结果;③结膜:有无充血或炎症表现、有无荧光素染色阳性,是否存在结膜松弛皱褶等异常;④角膜:观察角膜上皮的完整性及其他病变表现,可利用荧光素染色(图 2-1-1);⑤眼睑:眼睑形态或(和)位置异常患者,及不完全瞬目患者可能有干眼症状。

2. BUT　一般认为 BUT>10s 为正常。

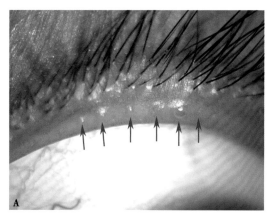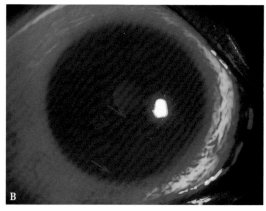

图 2-1-1 患者因"双眼干涩,刺痛感"就诊。裂隙灯检查可见:睑缘充血,睑板腺开口脂栓堵塞(A)。角结膜荧光素钠染色提示角结膜点状着染(B)。

3. Schirmer Ⅰ及 Schirmer Ⅱ试验 主要测定泪液分泌情况。值得注意的是,检查缺乏准确性和可重复性,检测结果波动较大。但任何低于 10mm/5min 的结果都应视为异常。

4. 泪液渗透压 单眼渗透压 >308mOsm/L 或双眼间差异 >8mOsm/L 可诊断为干眼,是诊断干眼较为敏感的方法,但检查方法较复杂,尚未有简单、实用的改良方法用于临床。

5. 眼表染色 常用的有角膜结膜荧光染色,通常角膜的荧光素染色重于结膜,在干眼患者的眼表暴露区可见点状或斑片状染色,特异性较高。

6. 其他新兴诊断技术 有条件者可采用红外线睑板腺成像检查、泪液乳铁蛋白含量测定、共聚焦显微镜下活体形态学检查、角膜地形图检查、印迹细胞学检查、泪膜稳定性分析、泪膜干涉成像仪分析、泪液清除率试验、眼前节 OCT 检查、泪液蕨样变试验及泪液溶菌酶测定等。

三、鉴别诊断

在初步诊断中应注意鉴别继发性干眼,鉴别其他临床表现与干眼重合的疾病。各种干眼相关疾病的鉴别诊断要点详见后文第二节干眼诊断依据中"其他特殊类型干眼的诊断要点"部分。

四、不同类型干眼的判断

干眼的分类也有多种,国际上尚无统一标准。1995 年美国干眼小组将干眼分为泪液生产不足型及蒸发过强型。泪液生产不足型常见的病因是泪腺疾病,包括原发性泪腺疾病,因沙眼、瘢痕性类天疱疮、烧伤等继发泪腺阻塞,神经麻痹性角膜炎、面瘫、佩戴角膜接触镜等引起反射性的泪液分泌缺乏。蒸发过强型常见的病因有:睑缘炎、睑板腺功能障碍、睑裂及眼睑异常。

因干眼的病因较为复杂,以上分类不能满足实际临床的需要,2013 年中华医学会眼科学分会角膜病学组基于我国现状,同时参考 Delphi 小组报告提出了我国干眼的分类标准[6],分为(图 2-1-2):

(1)水液缺乏型:泪液量生成不足或质异常;

（2）黏蛋白缺乏型：眼表杯状细胞的损害；

（3）蒸发过强型：脂质层分泌不足或质的异常；

（4）泪液动力学异常型：瞬目异常、结膜松弛、泪液排出异常；

（5）混合型：较常见，两种及以上原因引起。

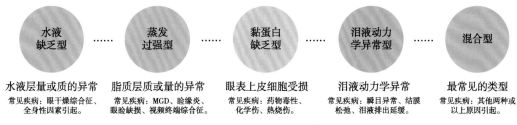

图 2-1-2 不同类型干眼举例。

五、DEWS Ⅱ 干眼诊断流程图（2017）

DEWS Ⅱ 2017 是目前全球关于干眼领域最新发表的权威医学指南，它由泪膜和眼表协会（Tear Film and Ocular Surface Society，TFOS）组织全球 150 多位眼科专家制定的干眼诊疗专家指南，旨在加强干眼和眼表疾病领域的规范化治疗，为目前干眼诊断标准中主要的国际化诊断流程，也是目前我国推荐采用的干眼诊断流程（图 2-1-3）。该诊断流程要点包含：病史、危险因素、症状体征、客观检查以及相关的干眼分类[1-3]。

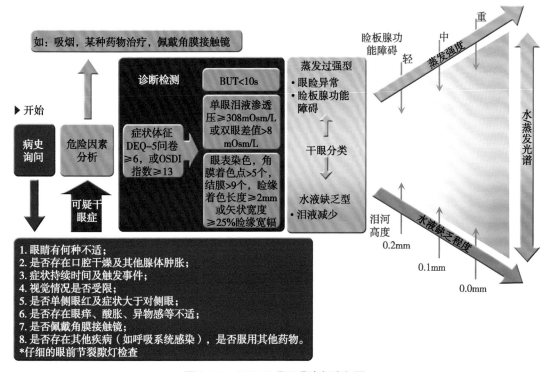

图 2-1-3 DEWS Ⅱ 干眼诊断流程图。

第二节　干眼诊断依据

干眼是眼科最常见的疾病之一，是多因素引起的眼表和泪液异常。其发病涉及泪腺支配神经、泪腺、副泪腺、眼表上皮细胞及泪道系统等的改变，从而引起泪液的量、质或流体动力学异常，最终导致泪液缺乏、泪膜不稳定及眼表损害。干眼既可以作为独立疾病存在，也可以与其他眼表疾病相伴发，互为因果。

近年来由于电视、电脑、手机和空调的普及，环境污染加重等多方面因素，使得干眼的发病率逐年升高，越来越受到人们的重视。干眼的称谓比较混乱，如干眼、干眼病、干眼症、干眼综合征、角膜结膜干燥症、泪液功能障碍综合征等，现已达成共识，统称为干眼。

正常的眼表面覆盖着一层泪膜，泪膜的组成从外到内分别为：脂质层、水液层和黏蛋白层（图 2-2-1）。脂质层由睑板腺分泌，防止泪液蒸发；水样层由主泪腺和副泪腺分泌，主要由水、电解质、蛋白质及酶组成；黏蛋白层由结膜杯状细胞分泌，黏蛋白能将疏水性角膜表面转化为亲水性，使泪液扩散在角膜表面形成光滑的光学平面，有利于获得清晰的成像。此外，泪膜还有营养、保护眼表的作用，稳定的泪膜是维持眼表健康的基础，干眼患者常有眼部干涩、烧灼感、异物感、针刺感、眼痒、畏光、眼红、视物模糊、视力波动等主诉。

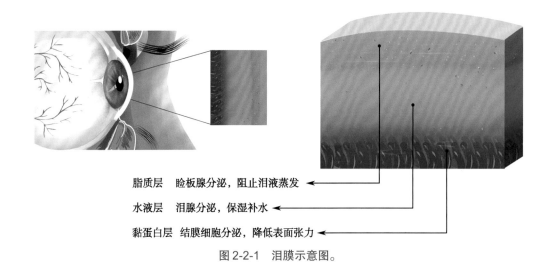

脂质层　睑板腺分泌，阻止泪液蒸发
水液层　泪腺分泌，保湿补水
黏蛋白层　结膜细胞分泌，降低表面张力

图 2-2-1　泪膜示意图。

一、中国干眼诊断标准

干眼的临床表现多样、症状缺乏特异性。近年来随着对干眼研究的深入，其诊断与治疗规范化也日益受到重视。2013 年，中华医学会眼科学分会角膜病学组达成了我国《干眼临床诊疗专家共识（2013 年）》，将干眼的基本临床检查和治疗方法进行了规范，并提出了干眼的诊断标准、分类方法、治疗原则和策略[6]，使得我国在干眼的临床诊断与治疗方面有了规范和标准，提高了我国干眼的临床诊疗水平，其临床诊断标准主要包括：

1. 具有下列主观症状之一者　干燥感、异物感、烧灼感、疲劳感、不适感、视疲劳或视力波动等，并且泪膜破裂时间（BUT）≤5s 或者 Schirmer Ⅰ试验（无表面麻醉）≤5mm/5min。

2．具有下列主观症状之一者　干燥感、异物感、烧灼感、疲劳感、不适感、视疲劳或视力波动等，并且 5s<BUT≤10s 或者 5mm/5min<Schirmer Ⅰ试验（无表面麻醉）≤10mm/5min，并伴有角膜结膜荧光素钠染色阳性。

3．中国干眼的诊断图（图 2-2-2）

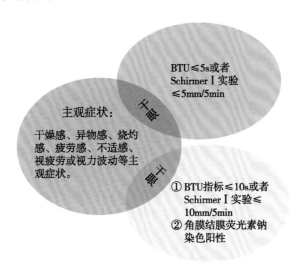

图 2-2-2　患者具有主观症状是干眼诊断中的必备条件，客观检查结果如 BUT、Schirmer Ⅰ试验以及角结膜荧光素钠染色等均作为支持诊断的必要证据。

二、DEWS Ⅱ干眼诊断标准（2017）

DEWS Ⅱ诊断报告中的方法学篇对当前干眼诊断进行了详尽地阐述[1-3]，本章仅对其诊断要点作主要介绍：

1．主观症状阳性　包括 5 个项目的干眼病问卷（DEQ-5，见本书第一篇图 1-1-2）评分≥6 或眼表疾病指数量表（Ocular Surface Disease Index，OSDI，见本书第一篇图 1-1-1）评分≥13；

2．泪膜破裂时间　外眦处使用荧光素钠染色后，BUT<10s；

3．渗透压　单眼渗透压≥308mOsm/L 或双眼间差异 >8mOsm/L；

4．组织染色　丽丝胺绿染色，结膜染色点>9 分视为阳性；荧光素钠染色，>5 个角膜染色点视为阳性；眼睑刷上皮病变（lid wiper epitheliopathy，LWE）染色阳性长度≥2mm 和 / 或≥25% 矢状面宽度（除外 Marx 线）视为结果阳性。

5．其他特殊类型干眼的诊断要点　除以上常规干眼诊断以外，还有以下几种特殊类型的干眼需要临床诊断。在这些疾病中，干眼既可以作为主要的眼部症状出现，又可以作为其后续主要的并发症出现。常见的特殊类型干眼包括：干燥综合征（Sjögren 综合征）、全身免疫异常相关性干眼、睑板腺功能障碍（MGD）相关性干眼、药源性干眼（Drug-induced dry eye）以及手术源性干眼等。

（1）干燥综合征：干燥综合征（Sjögren syndrome）是一种累及外分泌腺体的慢性炎症性自身免疫病。其主要临床表现为：干眼（干燥性角膜炎），此外还有口腔干燥症、皮肤、关节、肌肉、泌尿系统、呼吸系统、消化系统以及内分泌系统等受累[7]。

干燥综合征的诊断标准如下：干燥综合征的临床诊断标准需至少存在口腔或眼部症状，以下评分≥4分，且需除外：头面部放疗史，丙肝病毒感染，AIDS，淋巴瘤，结节病，移植物抗宿主病，IgG4相关性疾病（表2-2-1）。

表2-2-1　2015年美国风湿学会干燥综合征诊断标准

临床指标	评分
1. 唇腺病理提示淋巴细胞灶≥1灶/4mm²	3
2. 血清抗SSA抗体阳性	3
3. 角膜染色指数≥5	1
4. Schirmer-Ⅰ试验≤5mm/5min	1
5. 唾液流率≤0.1mL/min	1
总分	9

注：诊断标准：至少有一个口腔或眼部症状，评分≥4分，且需除外：颈部、头面部放疗史，丙肝病毒感染，AIDS，淋巴瘤，结核病，移植物抗宿主病，IgG4相关性疾病。此标准敏感性95%，特异性96%。

（2）睑板腺功能障碍（meibomian gland dysfunction，MGD）：是一种由睑板腺终末导管堵塞、睑板腺脂质分泌异常引起的慢性、弥漫性睑板腺病变，临床主要表现为泪膜异常及眼表炎症。2017年中华医学会眼科学分会角膜病学组制定的《MGD诊断与治疗专家共识》对MGD的临床诊断做出了详尽的阐述[8]。

MGD诊断示意图（图2-2-3）

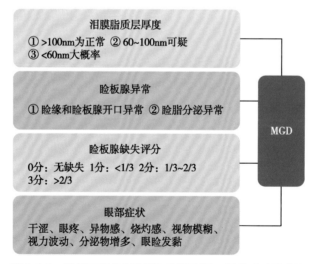

图2-2-3　睑板腺异常（睑缘和睑板腺开口异常或睑脂分泌异常任何一项）需结合眼部症状综合考虑，有症状者诊断为MGD，无症状者诊断为睑板腺功能异常，这部分患者最终会发展为MGD。脂质层厚度和睑板腺缺失为加强诊断指标。单独出现其中任意一项，并不能直接作出诊断。

（3）药源性干眼：顾名思义，药源性干眼是一种因全身或局部用药所致的泪液质或量、泪液动力学异常，进而引起的干眼病症[9]。常见各类可致药源性干眼药物见表2-2-2所示。

其临床特征主要有以下几个特点：

1）根据干眼诊断标准符合干眼诊断条件；

2）发病与某种药物的使用时间或剂量具有正相关性；

3）停药后干眼症状减轻或消失，不再进行性加重；

4）无外伤、手术、营养及环境因素影响；

5）除外其他眼部疾病所引起的干眼症状。

表 2-2-2　各类与药源性干眼紧密相关的药物：

相关药物种类	药物名称
抗胆碱能受体药物	阿托品、托特罗定、奥昔布宁
抗组胺药物	苯海拉明、异丙嗪、氯苯那敏
抗抑郁类药物	氯丙嗪、文拉法新、曲唑酮、阿米替林
抗精神病类药物	硫利达嗪、奋乃静、三氟拉嗪
肾上腺素 β 受体阻滞剂	噻吗洛尔、倍他洛尔、卡替洛尔
肾上腺素 α2 受体激动剂	可乐定、阿可乐定、溴莫尼定
激素类药物	雌激素、避孕药物
眼科局部用药	阿托品类、抗青光眼类、抗病毒类、抗过敏类、眼药添加剂

（4）全身免疫异常相关性干眼

1）Stevens-Johnson 综合征（Stevens-Johnson syndrome，SJS）：是一种主要累及皮肤和黏膜的自身免疫性疱性疾病，80%以上的患者眼部受累，累及眼睑及角结膜等。SJS 眼部表现进展分为急性期与慢性期，急性期表现为眼表皮肤及黏膜损伤（如眼睑水肿、红斑、皮痂、结膜充血水肿等），而慢性期则主要表现为结膜瘢痕和睑球粘连，角膜瘢痕、新生血管，甚至角质化。眼表泪腺导管瘢痕化以及杯状细胞损伤所致的严重干眼是慢性期 SJS 最常见并发症。

眼部 SJS 的临床诊断要点为：①具有典型病史（如药物过敏史、病毒感染史）；②具有急性期及慢性期相关临床表现（皮肤及黏膜损害）；③Shirmer Ⅰ试验<5mm/5min；④角结膜印记细胞学检查提示杯状细胞缺失[10]。

2）移植物抗宿主病（graft versus host disease，GVHD）：是造血干细胞移植后主要并发症之一。而 60% 的慢性 GVHD 患者存在眼部病变，主要表现为干眼、MGD、结膜炎、角膜上皮病变、持续的上皮缺损、角膜角化、钙化、角膜溃疡甚至穿孔。其中干眼为慢性 GVHD 最为常见的眼部表现。

目前眼部 GVHD 的诊断尚缺乏统一标准，德国 - 奥地利 - 瑞士 GVHD 共识会议（2012年）提出了一个相对可行的临床标准[11, 12]：

①Schirmer Ⅰ试验<5mm/5min，再加上 1 个或多个器官受累（尤其是涉及结膜和腺体，如结膜囊活组织检查示淋巴细胞浸润，淋巴细胞分泌因子出现卫星灶，基底膜空泡形成，杯状细胞密度降低，上皮细胞衰减或坏死，鳞状上皮化生等）；

②Schirmer Ⅰ试验在 6～10mm/5min，同时存在近期新发的干燥性角结膜炎（keratoconjunctivitis sicca）症状。

3）眼瘢痕性类天疱疮（ocular ciatricial pemphigoid，OCP）：是一种自身抗体与黏膜组织发生免疫反应所致的眼部病变。其主要临床特点为眼表黏膜瘢痕化，同时可伴有口腔、外阴、肛周以及食管黏膜受累。干眼是 OCP 的主要眼部表现。由于缺乏特异性体征，OCP 的诊断主要根据临床表现及相关性检查综合判断[13]。OCP 临床各期表现及相关辅助检查特点见表 2-2-3 及表 2-2-4。

表 2-2-3　Foster-OCP 临床分期

Foster 分期	临床表现
Ⅰ期	反复发作结膜炎症及结膜上皮瘢痕化
Ⅱ期	结膜穹隆缩短
Ⅲ期	结膜上皮下进行性纤维化
Ⅳ期	眼表角质化，结膜穹隆消失，睑球粘连

表 2-2-4　OCP 辅助检查

辅助检查	典型表现
病理学检查	黏膜上皮下水疱，伴有单核及肥大细胞浸润，肉芽组织生成。
BUT	BUT 显著降低
眼表活体共聚焦显微镜检查	角膜上皮细胞病变，角膜神经分布异常

（5）手术源性干眼（dry eye associated with ocular surgery）：是一种特殊类型的干眼，主要为接受眼部（如角膜屈光手术、白内障手术、青光眼手术、角膜移植手术、翼状胬肉手术、眼肌手术以及玻璃体手术等）或全身手术（如鼻咽手术损伤翼腭神经节或翼管神经）后，出现干眼症状，伴有泪液分泌异常或泪膜稳定性下降。其发病因素主要包括：术前患者存在干眼，术中角膜神经损伤，术中结膜杯状细胞损伤以及年龄、环境、术后用药等因素[14]。

手术源性干眼的临床特点（图 2-2-4）：

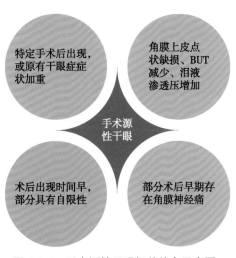

图 2-2-4　手术源性干眼相关特点示意图。

第三节 干 眼 分 级

一、中国干眼分级

2013 年中华医学会眼科学分会角膜病学组制定干眼临床诊疗专家共识提出了适应我国情况的干眼严重程度分级标准[6]，如表 2-3-1 所示。

表 2-3-1　不同严重程度干眼分级特点

严重程度	轻度	中度	重度
体征指标	轻度主观症状而无裂隙灯下可见的眼表损害体征	中重度主观症状同时有裂隙灯下可见的眼表损害体征，但经过治疗后体征可消失	中重度主观症状及裂隙灯下可见的眼表损害体征，治疗后体征不能完全消失

二、DEWS Ⅱ 干眼分级

该分级由国际干眼疾病工作组根据 Delphi 小组的分类法改进而来。DEWS 将干眼按病情轻重分为 4 级[1-3]，如表 2-3-2 所示：

表 2-3-2　DEWS Ⅱ 干眼分级

严重程度 体征指标	1级	2级	3级	4级
不适感	轻度不适，特定环境下偶然出现	中度不适，反复出现或特殊环境下出现	重度不适，持续性存在	重度不适，持续性存在，或引起功能障碍
视觉症状	无或偶尔出现，轻度视疲劳	视物模糊，偶尔限制视觉活动	反复或持续性视物模糊，视觉活动受限	永久性失明
结膜充血	—	—	+/−	+/++
结膜染色	—	轻度，可数	中度至重度	重度
角膜染色	—	轻度，可数	重度点状染色	重度点状溃疡
角膜及泪膜	—	泪液少许碎屑，泪河高度降低	泪液中较多碎屑，丝状角膜炎，黏液性分泌物	泪液中碎屑无法清除，丝状角膜炎，黏液性分泌物
眼睑及睑板腺	眼睑及睑板腺疾病偶尔出现	眼睑及睑板腺疾病偶尔出现	眼睑及睑板腺疾病经常出现	出现倒睫、角膜角质化及睑球粘连等
泪膜破裂时间	正常	≤10	≤5	0
泪液分泌试验	正常	≤10	≤5	≤2

第四节 干眼鉴别诊断

干眼的鉴别诊断相对繁多，因其既可作为原发性疾病出现，亦可作为继发性疾病出现，需要结合患者自身症状与体征进行仔细判断。若患者具有特殊病史，表明其可能存在继发性干眼，应仔细进行裂隙灯检查。在检查中，应特别关注是否存在蠕形螨和睑缘炎造成的睫毛损害，睑板腺功能障碍（meibomain gland dysfunction，MGD）及结膜滤泡，结膜充血水肿，角膜溃疡，角结膜上皮染色，前房细胞或闪辉，以及眼内炎症等。

一、过敏性结膜炎

过敏性结膜炎是一种由过敏原刺激导致的结膜组织超敏反应，主要包括：季节性过敏性结膜炎、常年性过敏性结膜炎、春季角结膜炎、巨乳头性结膜炎以及特应性角结膜炎（图 2-4-1）。

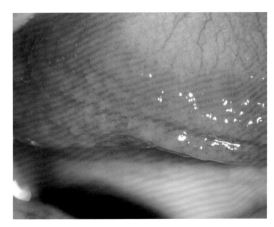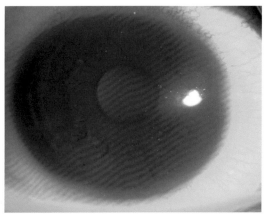

图 2-4-1　干眼与过敏性结膜炎具有部分相似的临床表现，皆可同时伴有眼红，干涩，烧灼感，角膜上皮损伤（epithelial trauma）等体征。但过敏性结膜炎患者多为过敏性体质，或伴发过敏性鼻炎等其他疾病，主诉眼红，痒，眨眼频繁等不适。图示为过敏性结膜炎患者，裂隙灯检查可见睑结膜大量滤泡、乳头增生等过敏性结膜炎典型体征（A），荧光素染色阴性（B）。

二、神经营养不良性角膜炎

神经源性角膜炎主要由三叉神经核至角膜神经末梢之间的损伤引起，临床表现为角膜神经敏感度下降，角膜上皮缺损甚至溃疡。主要病因包括：糖尿病性角膜病变（图 2-4-2）、单纯疱疹性角膜炎、肿瘤和眼科手术等引起的三叉神经损伤。

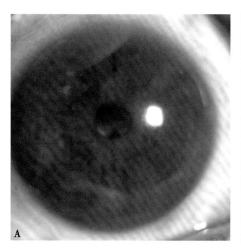
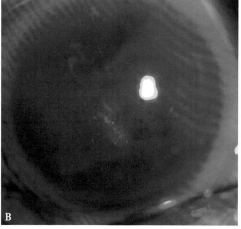

图 2-4-2　神经营养不良性角膜炎与干眼亦存在部分相似临床表现,皆可表现为眼红、干涩,部分患者伴有较为明显的刺痛感。但神经营养不良性角膜炎患者,既往病史多存在糖尿病、单纯疱疹性角膜炎、脑部神经肿瘤手术以及眼科手术等引起的三叉神经支损伤,角膜敏感度下降,角膜神经纤维分布减少。图示为糖尿病性神经营养不良角膜炎患者,既往糖尿病病史 5 年,血糖控制欠佳,主诉双眼干涩,伴随较为明显的刺痛感,裂隙灯检查可见角膜上皮粗糙(A),荧光素钠染色阳性(B),此类患者亦可行角膜神经敏感度检测,部分患者提示角膜神经敏感度明显降低。

三、角膜和结膜异常

角结膜损害造成的眼部不适常与干眼相似,主要包括眼红、眼刺痛、畏光流泪、异物感、干涩感,并可伴随视物模糊、视力波动或下降等视功能变化。其主要根据相关病史、用药史、家族史以及特殊体征来鉴别。

1. 上皮损伤　角结膜上皮损伤常见原因包括:机械性损伤、睑缘角化、倒睫内翻、异物、角结膜炎、眼睑松弛、隐形眼镜磨损(包括缺氧)等(图 2-4-3)。

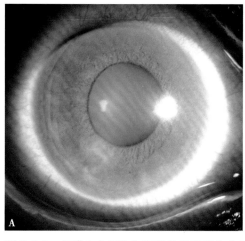
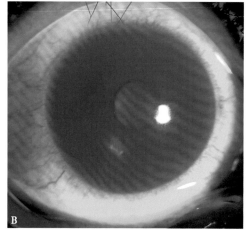

图 2-4-3　角膜上皮损伤与干眼临床表现存在相似之处,主要包括眼红、明显刺痛感、畏光流泪、异物感,但角膜上皮损伤患者,多存在机械性外伤史,倒睫、角膜异物及长时间佩戴隐形眼镜等病史。图示为角膜上皮损伤患者,发病前存在砂尘入眼,用力揉眼史,主诉眼红、刺痛,裂隙灯检查可见结膜混合充血,角膜上皮斑点状缺损(A),荧光素钠染色阳性(B)。

2. 上皮毒性 角结膜上皮毒性损害原因主要为药物性角结膜炎（如青光眼滴剂、抗病毒滴剂以及眼表麻醉滴剂），其他还包括化学及环境暴露。药物性角膜炎是指长期使用含特殊药物成分或防腐剂等物质滴眼液进而刺激角膜所引发的炎症（图 2-4-4）。

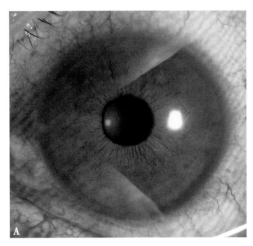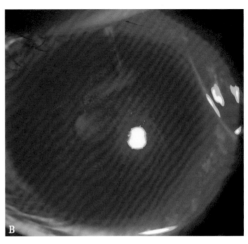

图 2-4-4 药物性角膜炎患者与干眼存在的相似临床表现主要包括眼红、刺痛感、烧灼感、畏光甚至角膜上皮损害。但药物性角膜炎患者，既往存在长期眼部用药史，如青光眼滴剂、抗病毒滴剂以及表面麻醉滴剂等。图示为药物性角膜炎患者，既往青光眼病史，长期使用抗青光眼药物，主诉双眼红、干涩，时有烧灼感，裂隙灯检查可见结膜充血，角膜上皮点状粗糙（A），结膜及角膜上皮荧光素钠染色阳性（B）。

3. 角膜缘干细胞损害 角膜缘干细胞功能异常的主要病因包括：自身免疫性疾病（Stevens-Johnson 综合征，类天疱疮），隐形眼镜磨损，化学损伤、无虹膜以及外胚层发育不良等疾病（图 2-4-5）。

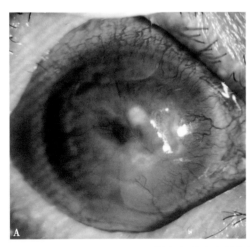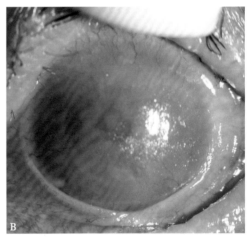

图 2-4-5 Stevens-Johnson 综合征患者与普通干眼存在的相似临床表现主要包括眼红、干涩、刺痛感、畏光。但 Stevens-Johnson 综合征患者，既往病史多存在某种药物反应或机体感染，如应用磺胺类和青霉素类药物过敏，或某些病毒和细菌感染等。临床表现除眼部外，其他黏膜（皮肤、口腔、生殖器等）亦可存在分泌物、出血、水泡、假膜甚至瘢痕化。图示为 Stevens-Johnson 综合征患者，3 年前初次发病时存在青霉素过敏史，现主诉眼红，畏光，干痛伴视力下降，裂隙灯检查可见结膜混合充血、纤维化，周边角膜缘新生血管长入，角膜上皮缺损，基质部分水肿、混浊（A、B）。

4. 上皮营养不良常见的角膜上皮营养不良主要包括：上皮基底膜营养不良（corneal epithelial basement membrane dystrophy），Meesman 营养不良（meesman corneal dystrophy）等（图 2-4-6）。

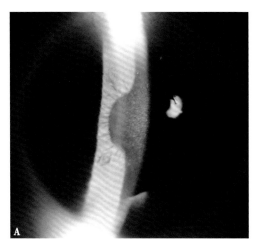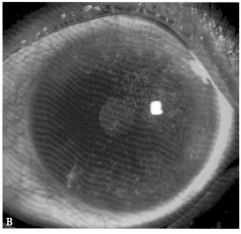

图 2-4-6　角膜上皮基底膜营养不良多为常染色体显性遗传，主要为角膜上皮基底膜病变，与干眼存在的相似临床表现主要包括：畏光、流泪、刺痛感等。但角膜上皮基底膜营养不良患者可反复出现角膜上皮剥脱，并有家族史。眼科查体可见角膜上皮下基底膜线条样、指纹状改变。图示为角膜上皮基底膜营养不良患者，其父具有角膜相同病症，主诉双眼畏光、流泪及刺痛感伴视物模糊，裂隙灯检查可见角膜上皮下弥漫性混浊线条，角膜上皮粗糙（A），荧光素染色阳性（B）。

5. 结膜瘢痕（conjunctival scarring）　结膜瘢痕的原因主要包括：黏膜类天疱疮，慢性 Stevens-Johnson 综合征，慢性特应性角膜结膜炎（图 2-4-7）。

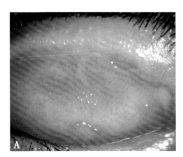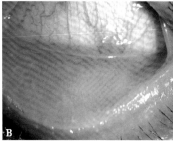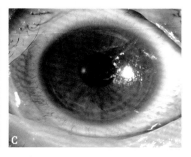

图 2-4-7　结膜瘢痕与干眼存在的相似临床表现主要包括：眼红、异物感、磨痛等不适。但结膜瘢痕患者，既往多存在其他免疫性眼病病史，如 Stevens-Johnson 综合征、黏膜类天疱疮及特应性结膜炎。眼科检查可见明显结膜瘢痕化，可伴角膜损害。图示为结膜瘢痕患者，既往特应性结膜炎病史多年，主诉双眼红、异物感及刺痛感，裂隙灯检查可见上下睑结膜瘢痕化，肉芽组织增生，球结膜充血（A、B），角膜上皮粗糙（C）。

四、丝状角膜炎

丝状角膜炎的主要特征是退化变性的角膜上皮细胞剥脱、呈卷丝状，一端附着在角膜表面。患者主要表现为眼异物感，畏光、眼睑痉挛和眨眼增多（图 2-4-8）。

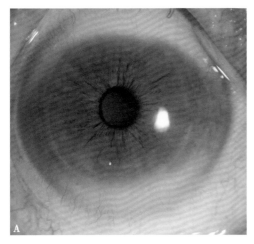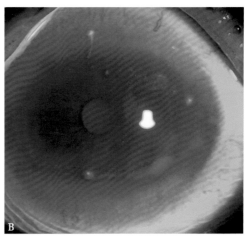

图 2-4-8　丝状角膜炎与干眼的相似临床表现主要包括：干涩、异物感及刺痛感等眼部不适。但丝状角膜炎患者具有特异性体征，眼科检查可见角膜表面附着明显细丝状分泌物。图示为丝状角膜炎患者，主诉双眼干涩、异物感及刺痛感等不适，裂隙灯检查可见角膜表面上下方数条细丝状附着物（A），荧光素染色后细丝状条索更加明显（B）。

（霍亚楠　杨　硕）

参 考 文 献

1. Wolffsohn J S，Arita R，Chalmers R，et al. TFOS DEWS Ⅱ Diagnostic Methodology report. The ocular surface，2017，15（3）：539-574

2. Craig J P，Nichols K K，Nichols J J，et al. TFOS DEWS Ⅱ Definition and Classification Report. The ocular surface，2017，15（3）：276-283

3. 刘祖国，张晓博．解读国际泪膜与眼表协会 2017 年干眼专家共识中的干眼定义与分类．中华眼科杂志，2018，54（4）：246-248

4. 刘祖国．干眼的诊断．中华眼科杂志，2002，38（5）：318-320

5. Shimazaki J. Definition and diagnostic criteria of dry eye disease: historical overview and future directions. Invest Ophthalmol Vis Sci，2018；59（14）：DES7-DES12

6. 中华医学会眼科学分会角膜病学组．干眼临床诊疗专家共识（2013 年）．中华眼科杂志，2013，49（1）：73-75

7. Foulks G N，Forstot S L，Donshik P C，et al. Clinical Guidelines for Management of Dry Eye Associated with Sjögren Disease. The Ocular Surface，2015，13（2）：118-132

8. 亚洲干眼协会中国分会．我国睑板腺功能障碍诊断与治疗专家共识（2017 年）．中华眼科杂志，2017，53（9）：657

9. 杨永升，张守康，谢立科．药源性干眼症．国际眼科纵览，2012，36（4）：245-250

10. Mockenhaupt M. Stevens-Johnson syndrome and toxic epidermal necrolysis: clinical patterns，diagnostic considerations，etiology，and therapeutic management. Semin Cutan Med Surg，2014；33（1）：10-6

11. Jagasia MH，Greinix HT，Arora M，et al. National Institutes of Health Consensus Development Project on Criteria for Clinical Trials in Chronic Graft-versus-Host Disease：I. The 2014 Diagnosis and Staging Working

Group report.Biol Blood Marrow Transplant，2015；21（3）：389-401.e1

12. Ogawa Y，Kim SK，Dana R，et al. International Chronic Ocular Graft-vs-Host-Disease（GVHD）Consensus Group：proposed diagnostic criteria for chronic GVHD（Part I）.Sci Rep，2013；5；3：3419

13. Chan LS，Ahmed AR，Anhalt GJ，et al. The first international consensus on mucous membrane pemphigoid：definition，diagnostic criteria，pathogenic factors，medical treatment，and prognostic indicators. Arch Dermatol，2002；138（3）：370-9

14. 陈家琪，袁进.重视手术源性干眼及其治疗.眼科，2008，17（3）：151-153

第二篇　疾　病　篇

　　干眼，是一种多因素疾病，其特征是不稳定的泪膜引起的各种症状和/或视觉障碍，并伴有潜在的眼表损伤。干眼的危险因素极为复杂，目前比较明确的危险因素有女性、高龄、亚洲种族、睑板腺功能障碍、结缔组织病和干燥综合征、雄激素缺乏、使用视频终端、配戴隐形眼镜、环境因素、药物因素等危险因素。干眼在不同危险因素患者表现的严重程度、持续时间差异很大。当干眼伴有眼部及全身原发或继发性疾病时，可表现为严重的干眼症状。

第三章 年龄相关干眼

概述

对于大多单纯干眼患者，随着年龄增加，泪腺和睑板腺腺体形态和功能呈现不同程度萎缩，泪液分泌减少，仅表现为眼部刺激症状和间歇性视物模糊。

特点

年龄相关性干眼患者可无眼表不适主诉，或仅表现为眼干、异物感等刺激症状和间歇性视物模糊，大多不影响视力，但多数存在不同程度的睑板腺缺失，且随着年龄的增长，睑板腺腺体缺失范围逐渐增加，睑板腺缺失范围越大，发生泪膜不稳定的概率越高（图3-1）。

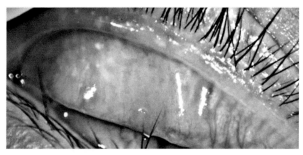

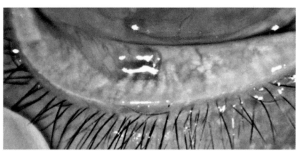

图 3-1 患者，老年男性，睑板腺红外分析显示上下睑睑板腺不同程度萎缩。

（黄晓丹 朱奕睿）

第四章 视频终端综合征相关干眼

概述

视频终端（visual display terminal，VDT）综合征包括 VDT 使用者出现颈肩腰肌肉骨骼不适、头痛、头晕、视物疲劳等，甚至对内分泌系统产生一定的影响。

特点

VDT 综合征患者的眼部表现主要是由于长时间 VDT 前操作出现的眼干、眼痒、烧灼异物感、视物模糊、视力下降、眼部胀痛、眼眶痛等症状，患者还可能出现近视度数增加、用眼易疲劳等情况。患者出现症状的严重程度与操作时间的长短密切相关，VDT 的显示设置都会对操作者产生不同程度的影响（图 4-1）。

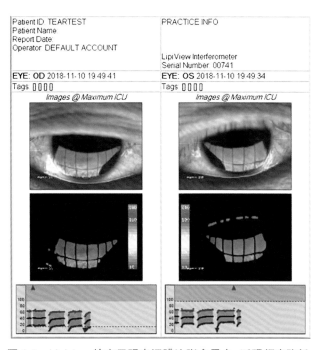

图 4-1 Lipiview 检查示眼表泪膜油脂含量少，眨眼频率降低。

（黄晓丹 朱奕睿）

第五章　全身病相关干眼

第一节　Stevens-Johnson 综合征

概述

Stevens-Johnson 综合征（Steven-Johnson's syndrome，SJS）是一种少见的严重影响生命的急性多系统炎症性疾病，包括结膜在内的黏膜和皮肤广泛受损。主要病理损害表现在皮肤和黏膜的炎症并出现水泡样病理改变。

特点

约 1/2 患者在发病的 1～14 天内有发热及上呼吸道感染症状；表现为突然出现皮肤及黏膜的损害，红斑、丘疹或水泡等对称性地散在出现，多发生在手足的背侧和四肢伸肌侧。有些严重病例，水泡内可出血。皮肤损害很少发生在眼睑，一般皮肤损害在数天或数周内自愈，留下皮肤的瘢痕。黏膜的损害包括眼结膜、口腔、生殖器黏膜，口腔黏膜是最常见的受损部位，特征是黏膜因水泡、假膜，最终导致瘢痕的形成（图 5-1-1）。

眼部急性期，常双眼结膜有卡他性炎症，伴脓性分泌物、出血、假膜，最终导致结膜瘢痕，前葡萄膜炎可在该期出现。慢性期，结膜瘢痕导致睑球粘连、睑内翻、倒睫，泪液量分泌不足，泪膜异常，角膜上皮结膜化及角膜新生血管翳。泪腺导管内皮瘢痕形成，致大量泪腺导管阻塞，同时结膜大量杯状细胞遭到破坏，导致泪液异常。角膜因倒睫或睑裂闭合不全继发感染致角膜混浊（图 5-1-2～图 5-1-4）。

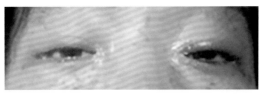
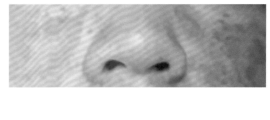
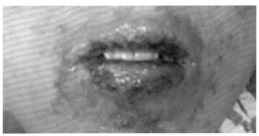

图 5-1-1　Stevens-Johnson 综合征，患者口唇部疱疹、口腔溃疡，面部皮肤重型红斑，双眼可见大量黏液性分泌物。睑球粘连，角膜表面，角膜新生血管膜长入。

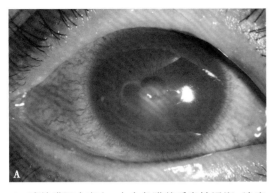 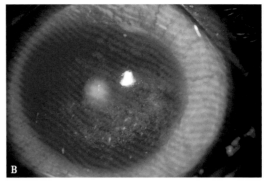

A. 球结膜混合充血,中央角膜基质炎性浸润,溃疡灶形成。

B. 同一患者,角膜荧光素染色可见角膜中央溃疡灶及大片角膜上皮着染,中下方角膜可见丝状物附着。

图 5-1-2　Stevens-Johnson 综合征患者眼部表现

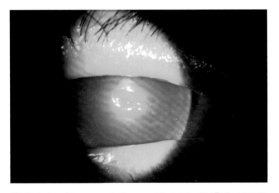 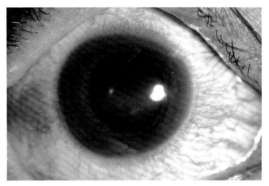

图 5-1-3　Stevens-Johnson 综合征,角膜中央可见明显溃疡灶。

图 5-1-4　Stevens-Johnson 综合征,睑缘充血,睑板腺口脓性分泌物,部分睑板腺口阻塞,结膜囊可见黏液性分泌物,患者经睑板腺按摩、他克莫司滴眼液滴眼、强脉冲光治疗、佩戴治疗性角膜接触镜后眼部症状明显改善。

第二节　移植物抗宿主病

概述

移植物抗宿主病(graft-versus-host disease,GVHD)是同种移植物中所含免疫细胞(主要是 T 细胞)识别受体组织抗原并发动免疫攻击所致的疾病,是骨髓移植后出现的多系统损害(皮肤、食管、胃肠、肝脏等)的全身性疾病,是造成死亡的重要原因之一。

特点

临床表现较为复杂,皮肤损害最早出现的症状有红斑、丘疹、水泡甚至皮肤剥脱,严重者皮损可在数天内扩展至全身。眼部是受累的器官之一。眼部结膜和角膜表现为眼部极度干燥,可继发细菌感染、角膜自溶、穿孔或眼内炎,角膜移植可挽救角膜感染或穿孔,但长期疗效欠佳(图 5-2-1,图 5-2-2)。

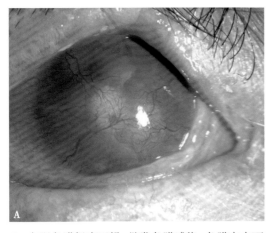

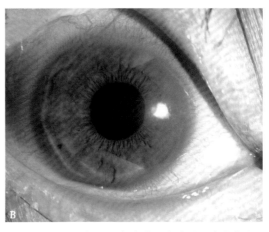

A. 左眼角膜极度干燥,继发角膜感染,角膜中央可见陈旧性白斑,全角膜新生血管化。

B. 同一患者对侧眼,球结膜混合充血,睑缘充血,角膜透明。

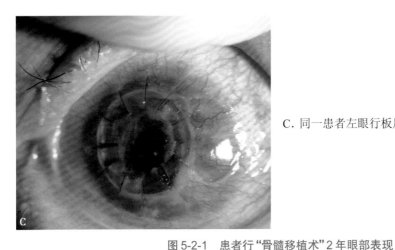

C. 同一患者左眼行板层角膜移植术,植片透明。

图 5-2-1　患者行"骨髓移植术"2 年眼部表现

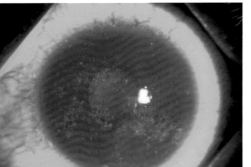

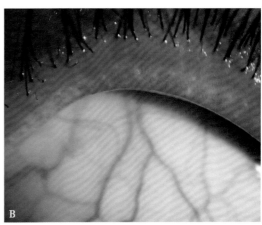

A. 角膜荧光素染色可见大面积上皮点状剥脱。

B. 同一 GVHD 患者睑缘可见充血,睑板腺口脂样分泌物阻塞。

图 5-2-2　GVHD 患者眼部表现。

第三节　眼瘢痕类天疱疮

概述

眼瘢痕类天疱疮（ocular ciatricial pemphigoid，OCP）是一系列获得性自身免疫性上皮下疱样疾病，主要影响黏膜（最常见的是口腔，其次是结膜，也可累及皮肤、生殖器 - 肛门区、鼻咽部、食管和喉部）（图 5-3-1）。眼瘢痕类天疱疮是一种少见的、慢性瘢痕化的皮肤黏膜病变。在大部分病例中伴有双眼球结膜受累，而在部分病例中，球结膜病变可能是本病唯一的表现。

特点

双眼非对称性慢性进行性结膜瘢痕形成、穹隆缩短、睑球粘连、睑内翻倒睫、干眼症和角膜混浊，可伴有全身其他部位的皮肤或黏膜损害（图 5-3-1），并排除其他结膜瘢痕形成的原因。根据 Foster 分期将眼部瘢痕性类天疱疮分为 4 期：Ⅰ期，结膜下瘢痕化和纤维化；Ⅱ期，穹隆缩短；Ⅲ期，睑球粘连；Ⅳ期，睑缘粘连、眼球固定[1, 2]（图 5-3-2）。

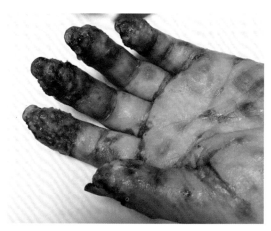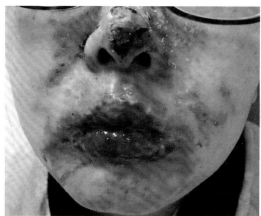

图 5-3-1　类天疱疮病人手部、颜面部皮肤黏膜损害。

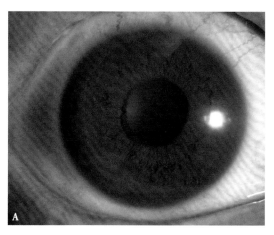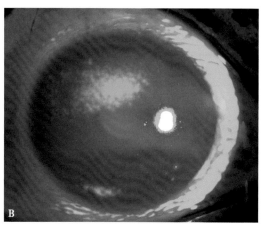

A. 角膜干燥。　　　　　　　　　　　B. 双眼角膜荧光素染色可见上皮大片着染。

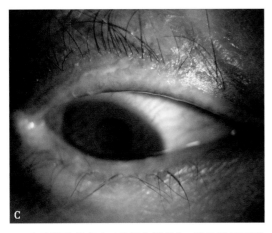

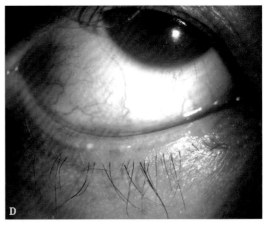

C. 上睑眼睑缘充血,毛细血管长入,睫毛根部可见分泌物,部分睑板腺开口阻塞。

D. 下睑眼睑缘充血,毛细血管长入,睫毛根部可见分泌物,部分睑板腺开口阻塞。

图 5-3-2　类天疱疮病人眼部表现

第四节　糖尿病性干眼

概述

糖尿病是一组常见的内分泌代谢疾病。糖尿病性角膜病变的主要体征是角膜感觉阈值升高,与糖尿病的病程、血糖控制情况以及视网膜病变的程度有关。

特点

角膜知觉减退,由于糖代谢障碍,糖尿病性角膜病变非常常见,角膜含有丰富的感觉神经末梢,糖代谢的障碍会导致角膜的感觉受累,患者瞬目次数减少,泪液分泌降低,导致干眼症;病程长的重症糖尿病患者,角膜上皮糜烂,荧光素钠染色阳性,患者有眼部刺激症状,单纯眼部药物治疗疗效差。临床共聚焦显微镜检查,可见角膜上皮下神经较正常稀疏、变细、分支减少等改变(图 5-4-1),角膜基质细胞密度降低,而内皮细胞主要是六边形比例减少,明显大小不均。

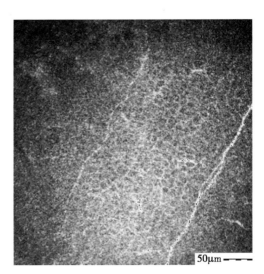

50μm

图 5-4-1　角膜共聚焦显微镜检查显示角膜上皮下及上皮内神经纤维明显变细且数量减少,神经形态纤细,走行紊乱。

第五节　风　湿　病

概述

　　风湿病包括一组累及关节、骨、肌肉及有关软组织和内脏血管及结缔组织成分的疾病（图 5-5-1），是全身自身免疫性疾病的代表，49% ～ 69% 风湿病患者可发生干燥性角结膜炎、角膜溃疡、坏死性巩膜炎、视网膜血管炎等类风湿相关的眼部病变。以角膜边缘无菌性溃疡溶解为临床主要特征，具有临床表现多样、治疗复杂的特点[3]。

特点

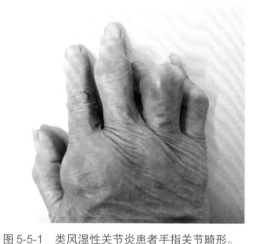

图 5-5-1　类风湿性关节炎患者手指关节畸形。

　　由于角膜组织富含胶原纤维并含有丰富的血管供应，角膜周边免疫复合物易于沉积，造成角膜缘微血管炎并导致角膜缘缺血性改变，进而形成特质性角膜上皮缺损、角膜溃疡。病变起初在角膜边缘，逐渐向中央进展，溃疡也可向角膜基质深部进展，可致基质溶解，坏死，甚至穿孔[4]（图 5-5-2）。

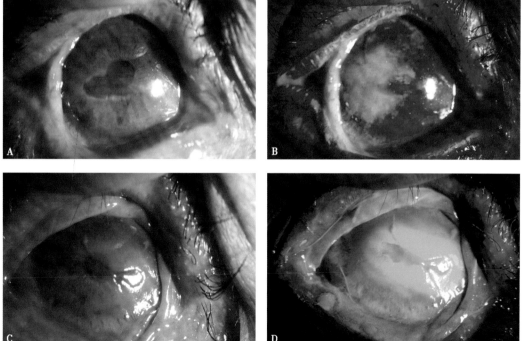

图 5-5-2　患者，女，类风湿性关节炎多年。双眼角结膜干燥，中央角膜上皮长期缺损，荧光素染色角膜大片着染。A、B 为右眼，C、D 为左眼。

第六节 干燥综合征

概述

干燥综合征,又称 Sjögren 综合征(Sjögren syndrome,SS)是多因素的自身免疫性疾病,主要累及唾液腺和泪腺。1933 年,由瑞典的科学家 Henrik Sjögren 首先描述了一组综合征,其中包括:①角结膜干燥;②口腔、鼻及生殖器黏膜干燥;③结缔组织病。Sjögren 综合征多发生于绝经期妇女,平均年龄约 45 岁,是导致干眼的主要疾病之一。

特点

角结膜干燥症的临床特征,眼部刺激感、发红或眼部难以描述的不适感,夜间或清晨醒来时眼部干燥感严重,影响到正常的生活质量。裂隙灯显微镜检查,最早期的特征之一是泪河变窄或消失,结膜或角膜表面常有黏液丝状分泌物。原发性皮肤损害导致的干眼是极其罕见的,但伴发皮肤损害的很多综合征常有干眼的阳性病史。在采集病史的过程,应询问泪液分泌不足的一些相关性疾病,如类风湿、银屑病、干皮病、滤泡增生性角化病等,均可以伴发角膜上皮的点状损害,临床上应予以重视(图 5-6-1)。

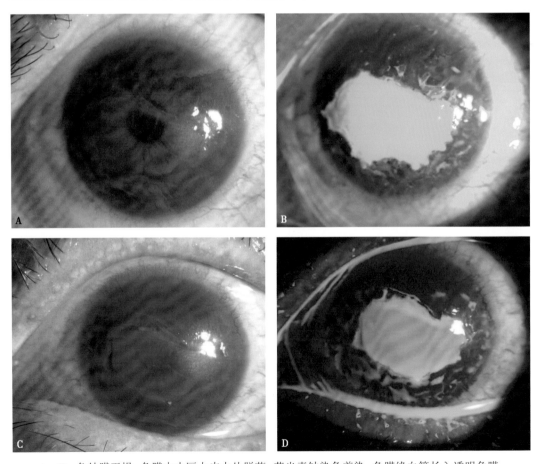

A~D. 角结膜干燥,角膜中央区上皮大片脱落,荧光素钠染色着染,角膜缘血管长入透明角膜。

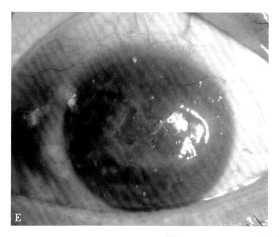

E. 同一患者，药物治疗多年后未见明显好转，角膜中央上皮地图样缺损，基质水肿，新生血管长入角膜。

图 5-6-1　Sjögren 综合征双眼患者眼部表现

（黄晓丹　朱奕睿）

第六章　睑缘炎与睑板腺功能障碍相关干眼

第一节　睑板腺功能障碍相关干眼

概述

睑板腺功能障碍（meibomian gland dysfunction，MGD）MGD 是一种以睑板腺终末导管阻塞和 / 或睑脂分泌的质或量异常为主要特征的慢性、弥漫性睑板腺病变，临床上可引起泪膜异常和眼表炎性反应，从而导致眼部刺激症状，严重时可能损伤角膜而影响视功能（图 6-1-1A）。

特点

MGD 的症状无特异性，常与其他眼表疾病相似。主要包括以下临床症状：眼干涩，尤其晨起重，下午轻；眼痛、眼磨、烧灼感、眼痒、异物感、搔抓感；视物模糊，视力波动，晨起明显；眼部分泌物增多，晨起眼睑发黏、睁眼困难、睑缘发红（图 6-1-1B，C）。常见典型体征包括睑缘改变、睑板腺分泌异常和睑板腺缺失（图 6-1-1D）。

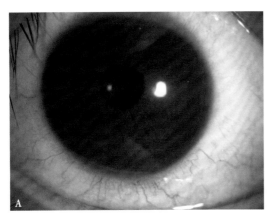
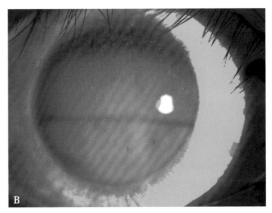

A. 下方球结膜轻度充血。　　　　　　　　　B. 角膜荧光素染色可见上方角膜部分点状着染。

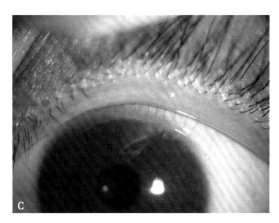

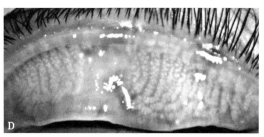

C. 同一患者,睑板腺开口可见部分阻塞。

D. 同一患者,睑板腺红外照相可见中央部分睑板腺萎缩。

图 6-1-1　自诉眼干、眼痛患者眼部表现

第二节　蠕形螨睑缘炎相关干眼

概述

蠕形螨睑缘炎(demodex blepharitis)可合并较严重的角结膜并发症。睑缘炎性反应较重时,炎性反应可以累及角膜、结膜,表现为角膜周边基质浸润、病灶处上皮点片状缺损、新生血管长入、球结膜充血、睑结膜乳头滤泡形成等[5,6]。

特点

各年龄组人群均可发生蠕形螨感染。起病一般比较缓慢,男女发病比例相当,成年患者多见,多双眼发病,伴或不伴有酒渣鼻、红斑痤疮(图 6-2-1A)。症状无特异性,其中最常见症状是痒、异物感、眼干、眼红、眼分泌物增多、睫毛反复脱落、倒睫、反复发作性睑板腺囊肿等。在裂隙灯显微镜下观察患者的睑缘,可见明显的睑缘炎性反应,如睑缘充血、脂栓、角化、睫毛脱失、乱生,睫毛根部袖套样物附着、鳞屑、溃疡、结痂,睑板腺功能障碍等(图 6-2-1B、C,图 6-2-2,图 6-2-3)。

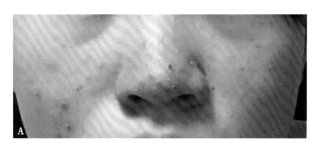

A. 面部痤疮,酒渣鼻。

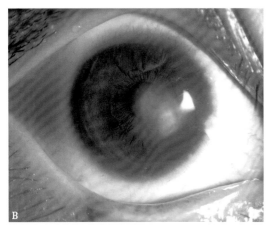

B. 中央角膜可见一直径约 2mm 的白色溃疡灶。

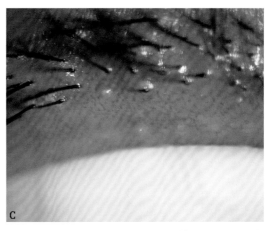

C. 睫毛根部可见袖套样分泌物附着,睑缘充血,睑板腺开口可见脂样物阻塞。

图 6-2-1　蠕形螨性睑缘炎患者一

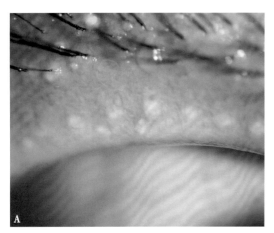

A. 睫毛根部可见凸起,分泌物多。

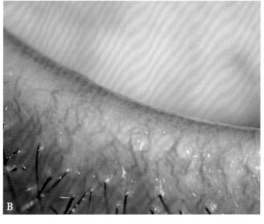

B. 同一患者,睑缘充血,新生血管长入,睑板腺开口角化、阻塞。

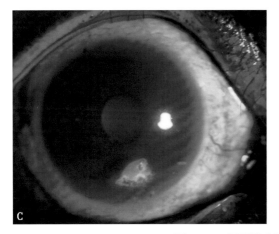

C. 同一患者,荧光素钠染色可见下方角膜上皮片状着染。

图 6-2-2　蠕形螨睑缘炎患者二眼部表现

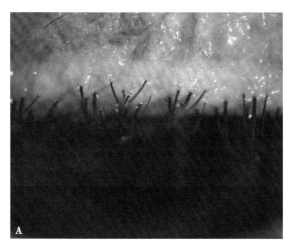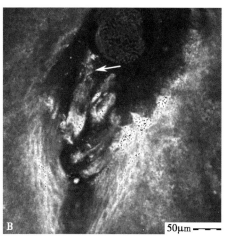

A. 睫毛根部可见隆起，分泌物附着。　　B. 同一患者，活体角膜共聚焦显微镜检查睫毛根部可见毛囊内数条蠕形螨（白色箭头）

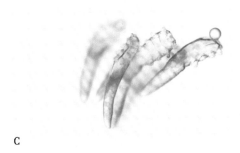

C. 光学显微镜下观察到的蠕形螨，倍率 ×400

图 6-2-3　蠕形螨睑缘炎患者三眼部表现

第三节　睑缘炎相关角结膜病变

概述

睑缘炎尤其是后部睑缘炎，常发生眼表的慢性炎症。由于炎性因子的释放、脂质成分异常、泪液水分蒸发及泪液渗透压升高等原因，容易导致角结膜病变，称为睑缘炎相关角结膜病变（blepharoconjunctivitis，BKC）。

特点

角膜病变主要表现为：浅层点状上皮糜烂，丝状角膜炎；角膜周边区浸润，溃疡；角膜新生血管，或血管翳形成；角膜云翳或瘢痕形成，角膜局部变薄，凹面。结膜病变主要表现为：结膜充血，水肿；结膜囊分泌物增多，晨起时明显；结膜乳头增生，浅层瘢痕形成[7]（图 6-3-1，图 6-3-2）。

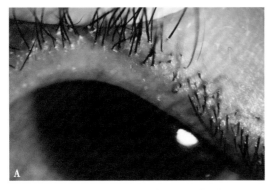

A. 睑缘炎，睑缘充血，睑板腺开口阻塞，挤压时分泌物相对固化，呈黄白色。

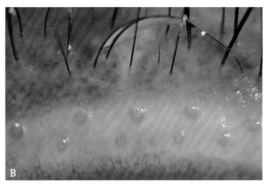

B. 睑缘充血，睑板腺开口角化、阻塞。

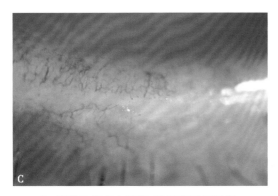

C. 下睑睑缘充血圆钝，睑板腺开口阻塞。

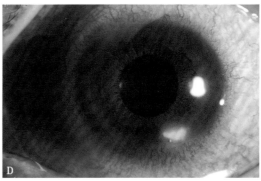

D. 结膜混合充血，下方角膜缘血管部分侵入角膜。

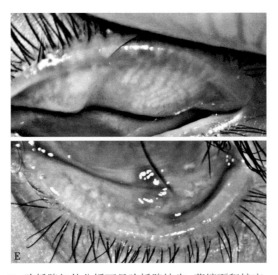

E. 睑板腺红外分析可见睑板腺缺失、萎缩面积较广。

图 6-3-1 睑缘炎相关角结膜病变患者一

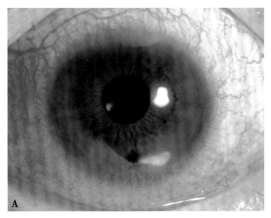

A. 睑缘炎，球结膜混合充血，角膜尚透明。

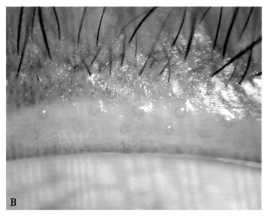

B. 上睑缘充血、圆钝，睑板腺开口阻塞。

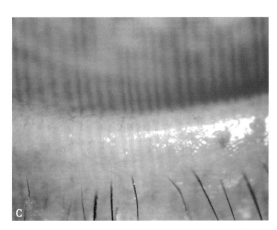

C. 下睑缘充血、圆钝，睑板腺开口阻塞

图 6-3-2　睑缘炎相关角结膜病变患者二

（黄晓丹　朱奕睿）

第七章　继发性干眼

第一节　眼部化学伤

概述

眼前段化学伤致伤物种类常见有酸性和碱性物质，碱化学伤是最常见、治疗最棘手的化学伤，重度化学伤常因角膜混浊、溃疡、穿孔、角膜新生血管化、假性胬肉长入及睑球粘连致盲。

特点

中重度碱烧伤晚期伴有持续性泪膜异常，主要表现为持续角膜上皮不愈合，角膜水肿、混浊，角膜溃疡不断扩大，角膜基质新生血管（图7-1-1A）；晚期出现眼球粘连，角膜新生血管化，角膜血管翳覆盖整个烧伤区域（图7-1-1B～D），有的角膜溃疡进展出现角膜自溶，角膜穿孔。眼表碱烧伤后，结膜往往广泛受累，结膜杯状细胞大量破坏，使泪膜的重要成分黏蛋白分泌不足，泪膜不稳定，泪膜破裂时间延长，角、结膜表面干燥而发生上皮糜烂或角化，引起继发性干眼。

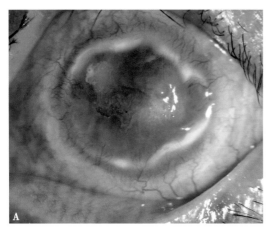

A. 患者一，烧伤后，角膜缘干细胞缺乏，血管长入透明角膜，上皮缺损。

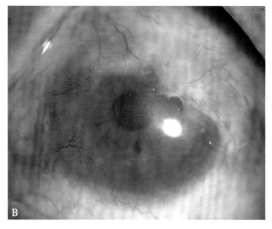

B. 患者二，碱烧伤后半年，化学伤稳定期，上方角膜缘干细胞缺乏，血管膜性组织侵入，中央角膜仍透明。

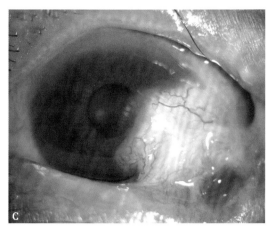

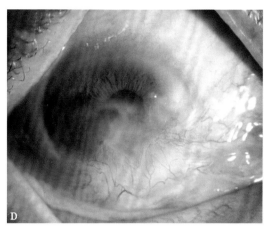

C. 患者三,碱化学伤后 3 个月,鼻下方角膜被新生血管膜组织覆盖,睑球粘连,眼表泪膜形成不稳定。

D. 患者四,碱烧伤后下方结膜组织侵入角膜

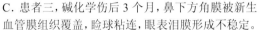

图 7-1-1　碱烧伤患者眼部表现

第二节　手术后相关干眼

一、白内障术后

概述

眼部手术可影响术眼泪液的分泌,引起泪膜不稳定和眼表损害,可能导致干眼发生,如白内障超声乳化术、内眼手术和准分子激光角膜屈光手术。手术作为一种创伤,主要损伤了眼表杯状细胞和角膜的感觉神经,使眼表黏蛋白减少和角膜知觉减退,从而使患者泪膜破裂时间(BUT)值降低,同时导致泪腺负反馈降低,泪液分泌减少[8,9]。此外。对于术前已有干眼的患者.白内障手术后则更会引起泪膜的不稳定,易导致丝状角膜炎等并发症。

特点

部分眼部手术后的患者主诉术眼有干涩感、烧灼感、异物感等眼部不适症状。临床检查如基础泪液分泌试验(Schimer test)、BUT、角膜荧光素染色以及虎红染色均出现异常(图 7-2-1～图 7-2-3)。

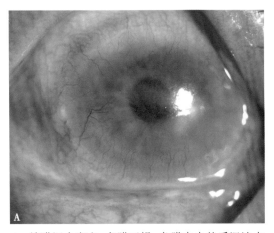
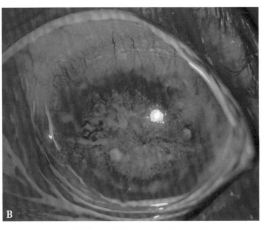

A. 结膜混合充血，角膜干燥，角膜中央基质混浊水肿，新生血管长入角膜。

B. 角膜荧光素染色可见大片点染。

图 7-2-1 白内障术后干眼患者一

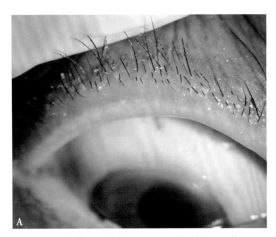
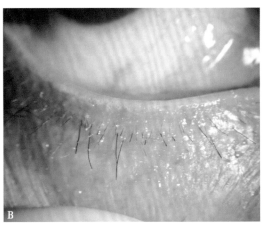

A. 白内障术后，上睑缘可见泡沫样分泌物。

B. 下睑缘可见泡沫样分泌物。

图 7-2-2 白内障术后干眼患者二

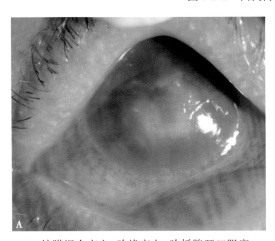
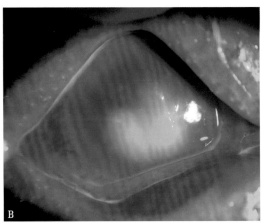

A. 结膜混合充血，睑缘充血，睑板腺开口阻塞。

B. 角膜中央区上皮缺失，荧光素钠着染。

图 7-2-3 白内障术后干眼患者三

二、内眼术后

如图 7-2-4。

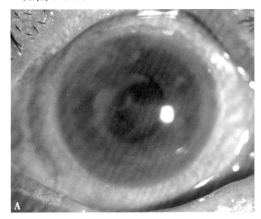

A．角膜中央上皮粗糙。

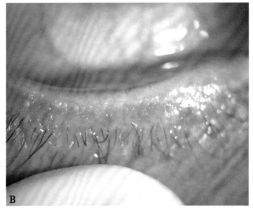

B．结膜囊可见泡沫样分泌物。

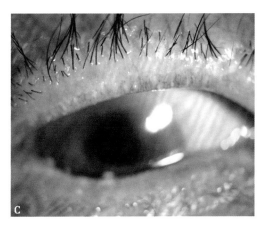

C．睑缘充血圆钝,新生血管长入,睑板腺开口脂样物阻塞

图 7-2-4 内眼术后患者

三、屈光手术后

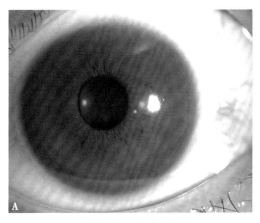

A．角膜下方上皮点状剥脱。

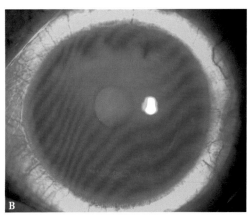

B．角膜下方角膜上皮荧光素染色阳性。

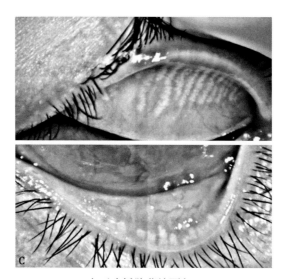

C. 上下睑板腺萎缩面积 >1/2

图 7-2-5　近视激光术后患者，有眼干、异物感症状

第三节　过敏性结膜炎相关干眼

概述

过敏性结膜炎（allergic conjunctivitis）是由于眼部组织对过敏原产生超敏反应所引起的炎症。过敏性结膜炎可分为季节性和 / 或常年性过敏性结膜炎。季节性过敏性结膜炎主要是由于接触室外环境过敏原，常年性过敏性结膜炎主要因为接触室内过敏原如尘螨、宠物及皮屑、羽毛、真菌和霉菌。

特点

过敏性结膜炎最常见的症状是痒、红、清亮的水样分泌物、眼睑肿胀。眼睑皮肤表现为急性湿疹、皮革样变。睑结膜乳头增生、滤泡形成，严重者可引起结膜上皮剥脱。下方角膜可见斑点样上皮糜烂。慢性接触性睑结膜炎的后遗症包括色素沉着、皮肤瘢痕、下睑外翻（图 7-3-1）。

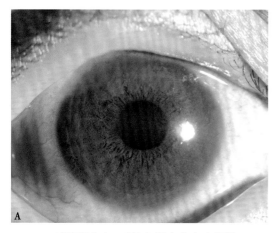

A. 球结膜充血，可见角膜上方上皮粗糙。

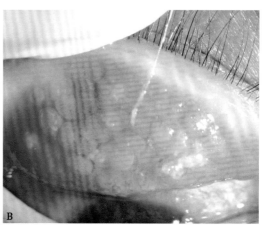

B. 可见睑结膜充血，上穹隆及睑结膜乳头及滤泡增生，乳头成铺路石样，大小不一，但顶部扁平。

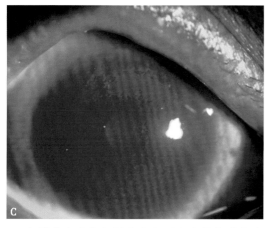

C. 角膜荧光素染色见上方和下方大片角膜上皮剥脱。

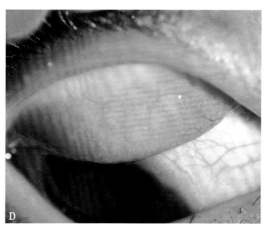

D. 经治疗后，上睑穹隆部乳头和滤泡明显缩小，结膜充血减轻。

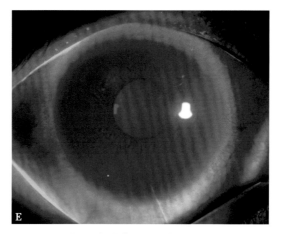

E. 经治疗后，角膜荧光素染色角膜上皮完整。

图 7-3-1 过敏性结膜炎患者眼部表现

第四节 药物性干眼

概述

药物性干眼，又称药物性角膜炎（toxic keratitis）是指我们日常应用的各种商品滴眼液中的药物成分或防腐剂，在不当滴眼的情况下对角膜和结膜上皮细胞的毒性反应。临床常见的易引起角结膜损伤的药物有抗生素滴眼液、非甾体类滴眼液、免疫抑制剂滴眼液、含防腐剂的人工泪液、抗病毒类滴眼液等。

特点

患者眼部有干燥感和畏光不适，症状加重后可有烧灼感或磨痛，视物欠清或视力下降。可见结膜充血，特别是睑结膜血管模糊不清，有滤泡增生；角膜开始有点状上皮缺损，荧光素钠染色阳性，重症者大片角膜上皮缺失；泪液分泌减少；结膜刮片检查，可见中性粒细胞和淋巴细胞。（图7-4-1～图7-4-3）

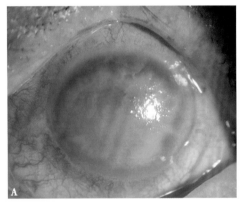

A. 长期自行滴用抗病毒药物更昔洛韦眼膏，眼部刺激症状加重，角膜上皮大片缺损。

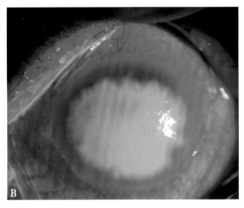

B. 角膜荧光素染色显示角膜上皮大片缺损。

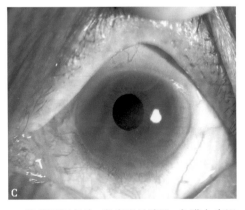

C. 停药两周复诊，炎症明显消退，角膜上皮逐渐修复，刺激症状明显改善。

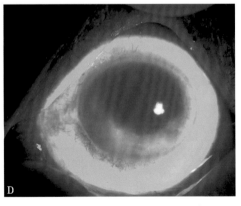

D. 角膜荧光素染色显示角膜上方基本透明，下方角膜上皮仍有缺损。

图7-4-1 药物性角膜炎患者一

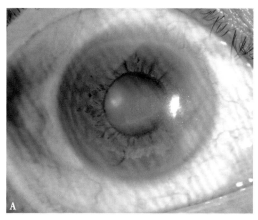
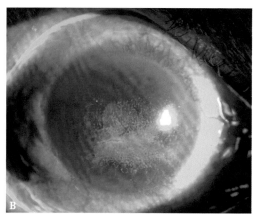

A. 结膜混合充血，角膜上皮大片剥脱。　　　　B. 角膜荧光素染色可见上皮大片剥脱。

图 7-4-2　药物性角膜炎患者二，期滥用抗生素滴眼液

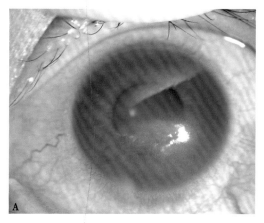
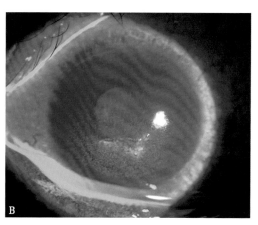

A. 右眼球结膜混合充血，中下方角膜上皮片状剥　B. 右眼角膜荧光素染色中下方角膜上皮片状剥脱。
脱，部分角膜水肿。

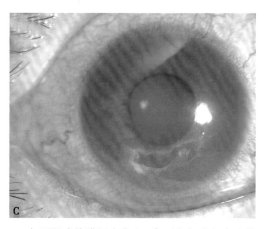
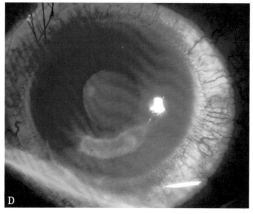

C. 左眼眼球结膜混合充血，中下方角膜上皮片状　D. 左眼角膜荧光素染色中下方角膜上皮片状剥脱。
剥脱。

图 7-4-3　药物性角膜炎患者三，长期滴用抗青光眼滴眼液

第五节 睑裂闭合功能障碍性干眼

一、暴露性干眼

概述

暴露性干眼是指任何原因引起的眼睑暴露,使部分结膜或角膜失去眼睑保护而造成的干眼。

特点

症状主要为异物感、眼痛、干燥感等。本病表现为睑裂不完全闭合,结膜或角膜部分暴露,引起结膜干燥,角膜上皮点状着染,但未形成角膜明显损害,如果不及时诊治会造成暴露性角膜病变(图 7-5-1)。

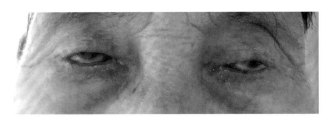

图 7-5-1 暴露性干眼,患者双眼上睑下垂矫正术后 2 个月,上睑睑裂闭合不全,暴露处角膜上皮点状剥脱。

二、暴露性角膜病变

概述

暴露性角膜病变,又称暴露性角膜炎(exposure keratopathy)是指任何原因限制眼睑的正常闭合,使部分角膜失去眼睑保护,暴露在空气中而造成的角膜损害。

特点

早期出现异物感、眼痛、干燥感等。本病的早期可能仅表现为睑裂不完全闭合,在睡眠时角膜部分暴露,故角膜暴露性损害带仅在角膜下 1/2 部位,只是角膜上皮缺损和部分浅基质混浊,如果不及时诊治会造成进一步的损害。严重者可造成视力障碍(图 7-5-2～图 7-5-4)。

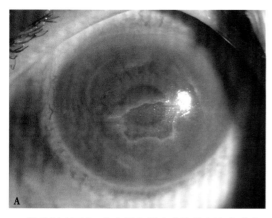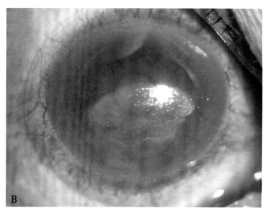

A. 眼睑闭合不全,中央区角膜上皮缺损和溃疡形成。　　B. 给予治疗性角膜接触镜配戴治疗。

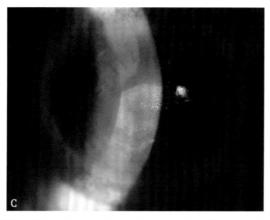

C. 裂隙灯显微镜检查,角膜中央区上皮缺损,浅基质混浊水肿。

图7-5-2　暴露性角膜炎患者一

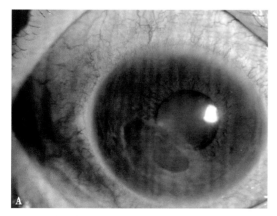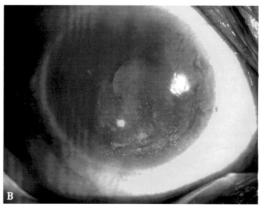

A. 结膜充血,角膜中央区形成无菌性溃疡。　　B. 经治疗后,角膜溃疡灶逐渐修复,荧光素染色可
　　　　　　　　　　　　　　　　　　　　　　见下方仍有角膜上皮点染。

图7-5-3　暴露性角膜炎患者二

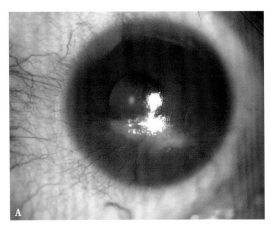
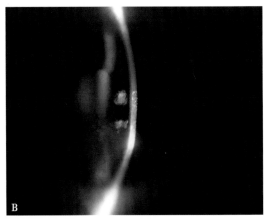

A. 睑裂闭合不全,中央区角膜上皮缺损,白色溃疡形成,下方大量新生血管长入。

B. 裂隙灯显微镜检查,可见角膜上皮层和浅基质层混浊。

图 7-5-4 暴露性角膜炎患者三

（黄晓丹 徐 雯 朱奕睿）

第八章　干眼相关的眼表异常

第一节　神经营养不良性角膜炎

概述

神经营养不良性角膜炎（neurotrophic keratitis）是由支配角膜的三叉神经眼支受到损害，引起的角膜营养障碍和炎症性改变。常见神经损伤的原因有外伤、颅脑术后、炎症或肿瘤等。

特点

神经知觉障碍 1～2 天后，常在角膜中央或偏下方出现点状上皮缺损，角膜知觉可减退或完全丧失。8～12 天后，角膜上皮剥脱面积扩大，常发生在因眼睑闭合不全的眼睑部角膜，持续性角膜无菌性溃疡，常伴虹膜睫状体炎症状，严重者发生角膜溶解，继发感染或穿孔（图 8-1-1，图 8-1-2）。

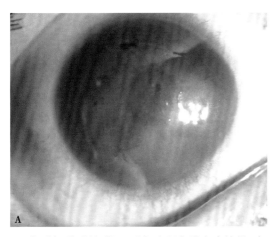 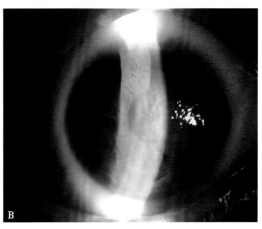

A. 角膜知觉明显减退，反复出现角膜上皮缺损，角膜浅基质层混浊，患者刺激症状轻微。

B. 神经营养不良性角膜炎患者，角膜基质水肿混浊，区别于感染性角膜炎时的角膜基质炎性浸润水肿。

图 8-1-1　神经营养不良性角膜炎患者

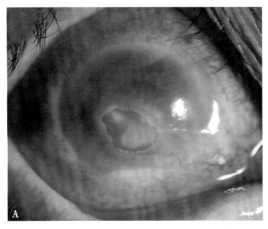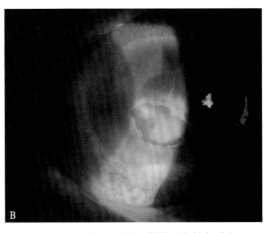

A. 角膜中下方可见上皮大块缺损，基质水肿混浊，前房可见少许积脓。

B. 带状疱疹发作后神经营养不良性角膜炎。

图 8-1-2　带状疱疹发作后神经营养不良性角膜炎患者

第二节　丝状角膜炎

概述

丝状角膜炎（filamentary keratitis）是由各种原因引起角膜表面出现由变性的上皮及黏液组成的丝状物，角膜上皮卷成丝状物，一端附着在角膜表面，另一端呈游离状态。多见于干眼症、病毒感染等，也可见于神经麻痹性角膜炎、瘢痕性角膜结膜炎等。

特点

患者自觉异物感及眼部不适，易复发。裂隙灯检查可见角膜表面有数个长 1～10mm 的上皮细丝，有的为上皮的螺旋状索条，有黏液附着，使丝状索条成小纺锤状挂在角膜表面，严重者整个角膜表面均挂满丝状分泌物。条索一端固定，一端游离于角膜上皮表面（图 8-2-1，图 8-2-2）。

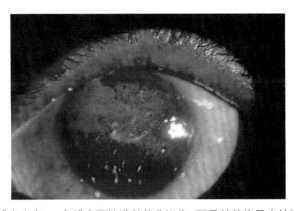

图 8-2-1　丝状角膜炎患者一，角膜表面挂满丝状分泌物，可见丝状物呈小纺锤样挂在角膜表面。

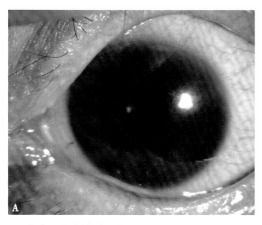

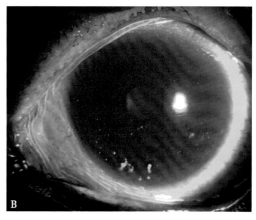

A. 发生丝状角膜炎,角膜下方可见丝状物在表面
不易擦去,需用镊子夹取。

B. 角膜荧光素染色可见丝状物荧光着染。

图 8-2-2　丝状角膜炎患者二,干眼症患者

第三节　复发性角膜上皮糜烂

概述

复发性角膜上皮糜烂(recurrent corneal erosion)是指角膜上皮反复发生糜烂、剥脱,导致角膜表面出现上皮缺损的疾病。

特点

复发性角膜糜烂是一种慢性复发角膜上皮疾病。主要的特征是反复发作的突然性眼痛。发作通常在夜晚或清晨刚睡醒时,伴随有眼红、眼痛、畏光和流泪,甚至出现视物模糊。角膜上皮糜烂的部位常常位于瞳孔偏下方。裂隙灯检查可见角膜上皮粗糙的灰白色病灶,角膜上皮黏附疏松(图 8-3-1～图 8-3-3)。

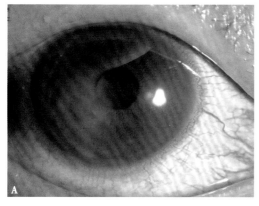

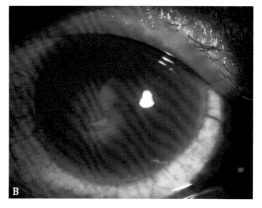

A. 角膜中央可见一松散、灰色、变厚的上皮区域,荧光素染色观察,可见一大片松散的上皮非常明显。

B. 荧光素染色观察可见一大片松散的上皮非常明显。

图 8-3-1　复发性角膜上皮糜烂患者一

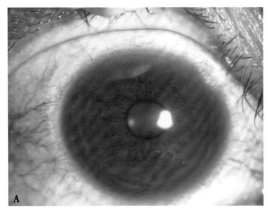

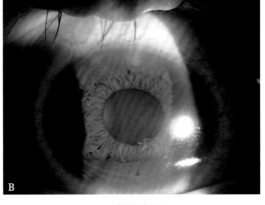

A. 角膜中下方可见一灰色、变厚的上皮区。　　　　　　B. 宽裂隙图。

图 8-3-2　复发性角膜上皮糜烂患者二

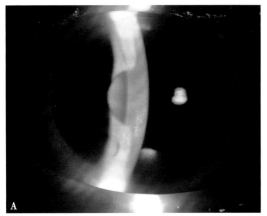

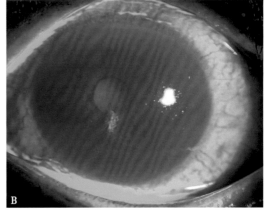

A. 中央区角膜上皮粗糙。　　　　　　　　B. 角膜中央上皮荧光素钠着染。

图 8-3-3　复发性角膜上皮糜烂患者三

第四节　角膜缘干细胞缺乏

概述

当某些因素破坏了角膜缘干细胞或者维持角膜缘干细胞生存的微环境（Vogt 栅栏），例如化学烧伤、Stevens-Johnson 综合征及瘢痕类天疱疮等自身免疫性疾病，常导致眼表组织的广泛破坏，而角膜缘干细胞的损伤可引发诸如持续性角膜上皮缺损、炎性反应、角膜混浊、新生血管等系列损害，进而严重危及视力。

特点

角膜缘干细胞缺乏症（limbal stem cell deficiency）典型的三联征是角膜结膜上皮化、新生血管及慢性炎性反应，结膜化的角膜用荧光素染色呈点状着色，可能丧失 Vogt 栅栏结构，其他特点包括持续复发性角膜上皮脱落、表浅新生血管、瘢痕、肥厚的纤维血管翳、角膜溃疡、溶解或穿孔（图8-4-1～图8-4-3）。

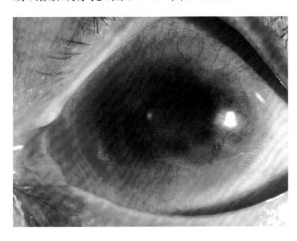

图 8-4-1 角膜缘干细胞缺乏患者一，结膜混合充血，上下方角膜缘可见结膜血管膜长入，中央区角膜仍透明。

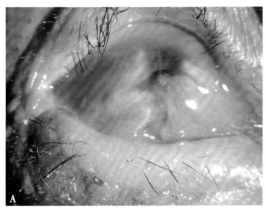

A. 碱烧伤后角膜缘干细胞缺乏，鼻颞两侧结膜组织长入角膜，遮蔽瞳孔，睑球粘连。

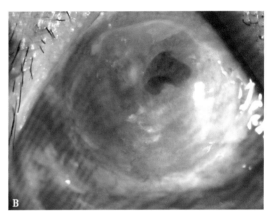

B. 睑球粘连分离术后，去除角膜上结膜组织，角膜大部斑翳伴新生血管长入。

图 8-4-2 角膜缘干细胞缺乏患者二

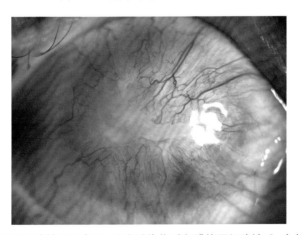

图 8-4-3 角膜缘干细胞缺乏患者三，重度碱烧伤后角膜缘干细胞缺乏，全角膜结膜血管化

（黄晓丹 朱奕睿）

参 考 文 献

1. SAW V P，DART J K，RAUZ S，et al. Immunosuppressive therapy for ocular mucous membrane pemphigoid strategies and outcomes. Ophthalmology，2008，115（2）：253-261 e251

2. FOSTER C S，WILSON L A，EKINS M B. Immunosuppressive therapy for progressive ocular cicatricial pemphigoid. Ophthalmology，1982，89（4）：340-353

3. VILLANI E，GALIMBERTI D，VIOLA F，et al. Corneal involvement in rheumatoid arthritis：an in vivo confocal study. Invest Ophthalmol Vis Sci，2008，49（2）：560-564

4. MESSMER E M，FOSTER C S. Vasculitic peripheral ulcerative keratitis. Surv Ophthalmol，1999，43（5）：379-396

5. 张晓玉，孙旭光.蠕形螨睑缘炎的研究进展.中华眼科杂志，2016，52（4）：315-320

6. LIANG L，SAFRAN S，GAO Y，et al. Ocular demodicosis as a potential cause of pediatric blepharoconjunctivitis. Cornea，2010，29（12）：1386

7. 孙旭光.睑缘炎及其相关角结膜病变.眼科，2012，21（3）：154-156

8. YU E Y，LEUNG A，RAO S，et al. Effect of laser in situ keratomileusis on tear stability. Ophthalmology，2000，107（12）：2131-2135

9. LI X M，HU L，HU J，et al. Investigation of dry eye disease and analysis of the pathogenic factors in patients after cataract surgery. Cornea，2007，26（9 Suppl 1）：S16-20

第三篇 治 疗 篇

第九章　干眼药物治疗

　　干眼治疗的基本原则主要以抑制眼表炎症，补充恢复泪液正常成分，恢复眼表正常解剖结构，改善患者眼部不适症状，达到恢复眼表及泪膜正常解剖及生理功能为主要目的。针对不同的干眼症患者，包括黏蛋白缺乏型、水样液缺乏型、蒸发过强型、泪液动力学异常型和混合型，各型治疗各有侧重。首先尽可能消除环境诱因，减少使用视频终端，少接触空调或粉尘等环境。减少使用破坏眼表和泪液平衡的药物，可以有助于缓解干眼症状和体征。干眼治疗的总体原则包括：针对病因治疗、治疗全身引起干眼疾病、根据严重程度治疗及个性化治疗[1-3]。

第一节　人　工　泪　液

　　人工泪液替代（artificial tear substitutes）是最常用于干眼的治疗方式。人工泪液可有效地润滑眼表，减少眼表水分蒸发，暂时有效地缓解干眼症状。人工泪液的制剂可包括滴眼液、喷雾、眼用凝胶以及眼药膏等。人工泪液溶媒制剂各有不同，但均含有水凝胶聚合物（hydrogel polymer）、表面活性剂（surfactants）、电解质（electrolytes）、黏度剂（viscosity agent）、渗透调节剂（osmolytes）及缓冲剂（buffering agent）。目前临床已使用的人工泪液活性成分主要可分为：羧甲基纤维素（carboxymethylcellulose）、甘油（glycerin）、羟丙甲纤维素（hydroxypropyl methylcellulose）、透明质酸（hyaluronic acid）、聚乙二醇（polyethylene glycol）、丙二醇（propylene glycol）、聚乙烯醇（polyvinyl alcohol）及以上成分复合物等[4-8]。

　　人工泪液中的防腐剂有助于防止病原微生物污染和感染，同时也会损伤上皮细胞，引起眼表刺痛，甚至可能加重干眼症状。部分人工泪液含消毒剂苯扎氯铵（benzalkonium chloride）、过硼酸钠（sodium perborate）、亚氯酸钠（sodium chlorite）及聚季铵盐（polyquaternium-1）等，造成的眼表刺激更大。建议若要使用含有以上成分的人工泪液，频率小于 4 次 /d。针对长期治疗的干眼患者，推荐使用不含防腐剂的人工泪液。目前市面上常见的不含防腐剂人工滴眼液包装分为两种，一种是传统的单剂量包装，另一种是采用独特的 COMOD 系统（Continous Mono Dose System），该系统保证隔离外界空气进入瓶内，且每一滴药液单向排出，无药液逆流现象，可做到单支、不含防腐剂、大剂量人工泪液，以保证干眼患者长期使用，更有利于眼表健康。

　　理想的人工泪液是以接近正常人体泪液为标准。人工泪液 pH 范围为 6.5 ～7.5，应接近于人体泪液 pH 范围（6.9～ 7.5）。使用的人工泪液，越接近患者本身泪液 pH，患者主诉的刺激感和不适感越少。同时，人工泪液的渗透压也应接近正常人体泪液渗透压（287～

312mmol/L)。然而，也有研究认为干眼患者的泪液常为高渗状态，应在治疗中使用低渗人工泪液缓解。目前，临床使用的人工泪液也已有相应不同浓度和渗透压产品。人工泪液的缓冲剂配比除含有氯化钠以外，还需包含钾、钙、镁、碳酸盐及磷酸盐等电解质，以保证角膜上皮细胞的通透性。理想的人工泪液还需具备人体自然泪液的剪切稀化特性和黏膜黏附性。总之，理想的人工泪液可使干眼患者在舒适的使用体验下，保持良好的依从性，并有效缓解干眼症状，以保证舒适、持久地用眼工作。

目前常用的人工泪液及其成分作用列举于表 9-1-1。

表 9-1-1 基于泪液各层为治疗目标的干眼药物使用

治疗目标	使用药物
脂质层	人工泪液凝胶、抗生素眼膏
水液层	人工泪液
黏蛋白层	地夸磷索钠滴眼液、瑞巴派特滴眼液
上皮细胞	自体血清、上皮生长因子、瑞巴派特滴眼液
眼表炎症	糖皮质激素、非甾体抗炎药、环孢素滴眼液、小分子生物制剂

1. 透明质酸钠人工泪液　其主要成分为玻璃酸钠，是一种存在于人体的高聚物黏多糖，由 N- 乙酰葡萄糖胺和 D- 葡萄糖醛酸钠组成的二糖单位重复组成。主要可在眼表起到良好的保水和润滑作用。另外，玻璃酸钠可与纤维蛋白结合，加速角膜、结膜上皮黏附和迁移，可加速角膜、结膜上皮细胞的修复（图 9-1-1）。

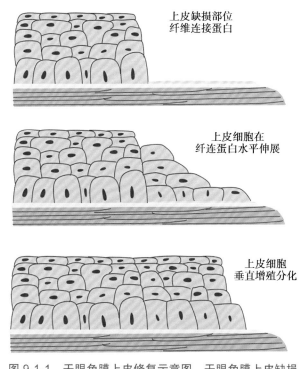

上皮缺损部位
纤维连接蛋白

上皮细胞在
纤连蛋白水平伸展

上皮细胞
垂直增殖分化

图 9-1-1 干眼角膜上皮修复示意图。干眼角膜上皮缺损部位出现纤维连接蛋白，玻璃酸钠滴眼液的高保湿作用可有效快速缓解干眼，并加快角膜上皮移行修复。

2．聚乙二醇人工泪液　其主要成分为活性润滑剂聚乙二醇、丙二醇，以及非活性网状凝胶系统包括羟丙基瓜儿胶（HP-Guar）、山梨醇、硼酸盐（图9-1-2）。聚乙二醇、丙二醇可以借助网状凝胶系统与黏蛋白附着，较长时间黏附于眼表，起到稳定眼表泪膜的功能。在重度干眼患者中，聚乙二醇人工泪液可有助于增加结膜杯状细胞数量，刺激泪膜黏蛋白增加，延长泪膜破裂时间，减轻结膜充血程度等作用。

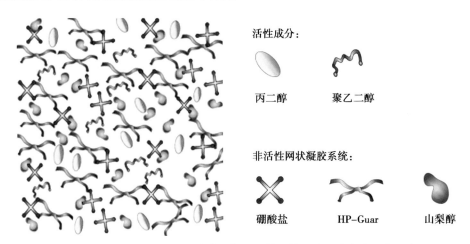

活性成分：

丙二醇　　　聚乙二醇

非活性网状凝胶系统：

硼酸盐　　　HP-Guar　　　山梨醇

图 9-1-2　聚乙二醇人工泪液活性成分与非活性网状凝胶系统成分结合示意图。

3．右旋糖苷 -70 人工泪液　其主要成分为 0.3% 羟丙基甲基纤维素和 0.1% 右旋糖苷 -70，是一种模拟天然泪液成分的人工泪液。该人工泪液可与眼表的天然泪液结合，代替天然泪液，降低角膜上皮通透性，并同时创造角膜上皮修复的泪液环境，缓解由干眼引起的干燥、异物感等不适症状。

4．聚乙烯醇人工泪液　其主要成分为聚乙烯醇、聚乙烯吡咯烷酮，1.4% 聚乙烯醇人工泪液的渗透压与天然泪液相等。聚乙烯醇人工泪液用于眼表，能保护泪膜脂质层，减少泪液蒸发，可起到较好的保水和润滑作用。

5．小牛血去蛋白提取物眼用凝胶　其主要成分为 20% 小牛血去蛋白提取物和羧甲基纤维素钠。其中小牛血去蛋白提取物由寡糖、低分子肽、游离氨基酸组成，可通过提供外源性氨基酸、核苷酸，促进眼表角膜、结膜上皮修复。羧甲基纤维素钠可延长该药物眼表停留时间，润滑眼表，避免新生角膜上皮脱落。小牛血去蛋白提取物眼用凝胶可用于缓解角膜屈光术后、翼状胬肉术后等角膜上皮损伤的干眼症患者。

6．卡波姆眼用凝胶　其主要成分为卡波姆、中链甘油三酯、水，其结构和成分旨在模拟天然泪膜"脂质层 - 水样层 - 黏蛋白层"结构，更好地模拟生理性泪液作用。相关研究证明，卡波姆眼用凝胶不仅能提高泪膜稳定性，更有促进泪液分泌的功能，可有效缓解中重度干眼患者的临床症状。

7．维生素 A 棕榈酸酯眼用凝胶　其主要成分为维生素 A 及水溶性凝胶。其中，维生素 A 可以促进结膜杯状细胞再生和泪膜黏蛋白的稳定，并有助于角膜上皮细胞的修复。其水溶性凝胶成分可显著延长维生素 A 的眼表停留时间，使其更有利于促进结膜杯状细胞再生和角膜上皮修复。

8．地夸磷索钠滴眼液（diquafosol terasodium）　3% 地夸磷索四钠人工泪液的主要成分为二尿嘧啶核苷四聚磷酸酯四钠盐,是全球首个上市的P2Y$_2$受体激动剂滴眼液(图9-1-3)。其主要作用为通过结合结膜上皮和杯状细胞膜上的P2Y$_2$受体,通过提高细胞被Ca^{2+}浓度,促使水分和黏蛋白分泌,从而使泪液分泌量增加,并同时达到稳定泪膜的作用。已有相关研究证明,针对传统人工泪液治疗无效的重度干眼患者,地夸磷索四钠滴眼液可使患者泪膜破裂时间(Tear Break Up Time,TBUT)时间明显延长,并有效缓解患者干眼症状[9]。

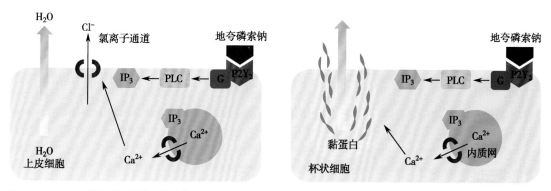

图9-1-3　地夸磷索钠滴眼液作用机制示意图。地夸磷索钠与结膜上皮和杯状细胞膜上的P2Y$_2$受体,通过提高细胞被Ca^{2+}浓度,促使水分和黏蛋白分泌。

9. 瑞巴派特滴眼液(rebamipide)　瑞巴派特最初是用于治疗胃肠道溃疡和炎症的药物。瑞巴派特可通过增加黏膜细胞内前列腺素E$_2$、生物合成酶活性促进胃黏液分泌。另外,瑞巴派特还可以通过抗氧化和抗炎作用起到保护胃肠道黏膜上皮等作用。2%瑞巴派特滴眼液通过可增加结膜杯状细胞数量和黏蛋白类似物表达,提高角膜上皮功能,并抑制眼表炎症反应,从而提高眼表泪膜稳定性。相关研究证明,2%瑞巴派特滴眼液可有效改善重度干眼患者的眼表泪膜稳定情况,有效缓解重度干眼症状[10]。

10. 立他司特滴眼液(lifitegrast)　立他司特可模拟淋巴细胞功能关联抗原-1(LFA-1),并于与LFA-1关联配体细胞内黏附分子-1(ICAM-1)结合,通过阻断细胞中黏附、迁移、活化、增殖过程中LFA-1与ICAM-1的结合达到治疗干眼的目的。相关研究已证明,5%立他司特滴眼液,可抑制T细胞结合ICAM-1,从而达到抑制T细胞活化和细胞因子的释放,连续滴眼,可有效缓解干眼相关症状和体征,且无严重药物相关不良事件[11]。

11. 四环素类衍生物眼表制剂,其中以多西环素(doxycycline)为代表,具有抗炎、抗菌的生物特性。0.025%多西环素眼表制剂可抑制眼表上皮细胞中的c-Jun氨基末端激酶的转导,阻碍细胞外相关激酶和丝裂原活化蛋白激酶的信号表达,整体下调炎症因子释放。相关研究表明,0.025%多西环素眼表制剂可有效提高酒渣鼻患者的泪膜稳定性,缓解角膜上皮糜烂体征,减少该类患者的眼部刺激症状[1]。

临床使用人工泪液的原则,一般根据干眼患者的病情严重程度和干眼类型进行个性化选择和治疗。轻度干眼伴水样液缺乏的患者,宜选用黏度较低和渗透压较低的人工泪液,可减少因干眼引起的眼表异物感和视物模糊等症状。中重度干眼合并蒸发过强型的患者,宜选用黏度高和渗透压相对略高的人工泪液,该类人工泪液可以更好地维持泪膜稳定性,同时减少泪液蒸发。针对黏蛋白缺乏型的干眼患者,可以选择促进黏蛋白分泌及杯状细胞生长的人工泪液。在选择人工泪液时,临床医师应尽可能选择不含防腐剂或防腐剂毒副作用较小的人工泪液。

近来研究者和临床医师提出"水胶联合治疗"，即采用滴眼液和眼用凝胶结合使用的方式，尽可能模拟泪膜的三层功能。特别是针对混合型干眼和中重度干眼病人，在使用人工泪液的同时加用眼用凝胶，实现人工泪液补充后，形成稳定的泪膜，达到保湿锁水、黏附稳定的作用。相对于传统的日间使用人工泪液，夜间使用眼用凝胶的治疗方式，"水胶联合治疗"的方式可明显减少用药次数（图9-1-4），提高患者满意程度，增加患者的依从性，从而有效缓解干眼患者的主诉症状和临床检查体征。

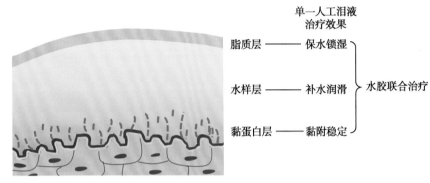

图 9-1-4 "水胶联合治疗"效果示意图。

各种剂型和成分的人工泪液发展至今，均有研究明确其可用于缓解患者干眼症状，但无明确研究证据证明哪一类人工泪液治疗效果尤为突出。随着新型人工泪液的开发和进步，防腐剂使用的限制和毒副作用的控制，会使人工泪液更广泛地应用于临床，使干眼患者受益。然而，目前研究结果也仅能支持人工泪液可保护干眼患者眼表上皮、缓解干眼患者症状、提高临床检查体征，并无足够充分的证据证明人工泪液可以治愈干眼患者的眼表泪液功能紊乱和炎症反应。人工泪液的开发及应用期待更长远的发展。

第二节 抗 炎 药 物

干眼相关的眼表炎症主要表现为：泪液中抗炎症因子乳铁蛋白表达下降；由于泪液缺乏眨眼过程中机械摩擦，以及泪液高渗状态促使结膜上皮细胞和淋巴细胞分泌的炎症细胞因子和蛋白水解酶增多，其中包括 IL-1、TNF-α、MMP-9 和 MAPK 信号通路激活等。以上炎症反应促使结膜上皮鳞状化生，直接损伤角膜屏障，加速角膜上皮、结膜细胞凋亡，从而加重泪膜不稳定，眼表微环境恶化，促使干眼症状加重。除了单纯干眼综合征以外，原发性全身免疫系统疾病（Sjögren 综合征、Steven-Johnson 综合征、天疱疮等），各种眼表疾病（病毒性角膜炎、化学伤、结膜炎等），以及各种眼部手术均可能引起或加重干眼。

干眼的抗炎治疗（anti-inflammatory therapy）是指采用非甾体抗炎药、糖皮质激素通过抑制眼表炎症因子，从而达到缓解干眼症状的治疗目的。其中，非甾体抗炎药抑制环氧化酶，阻止花生四烯酸转化为前列腺素抑制炎症反应；糖皮质激素主要通过抑制前提细胞向效应 T 细胞转化，抑制肥大细胞炎症介质释放等途径抑制炎症反应（图9-2-1）。

抗炎治疗常在人工泪液治疗无法有效控制症状，且可能出现人工泪液治疗抵抗的中重度干眼患者使用。其中，用于治疗干眼的眼用糖皮质激素类抗炎药主要包括：氯替泼诺（loteprednol）、氟米龙（fluorometholone）、地塞米松（dexamethasone）及甲泼尼龙（methylprednisolone）等。眼用糖皮质激素一般使用时间从数周至一月，一般不超过三个月。超过三个月使用眼用糖皮质激素，尤其是甲泼尼龙和地塞米松长期使用易造成眼压升高、并发性白内障等并发症。在临床使用的非甾体抗炎药主要包括：普拉洛芬（pranoprofen）和双氯芬酸钠（diclofenac sodium）。由于非甾体抗炎药不影响眼压和不诱发白内障，常可作为干眼激素冲击治疗后的替代药物[1, 12]。

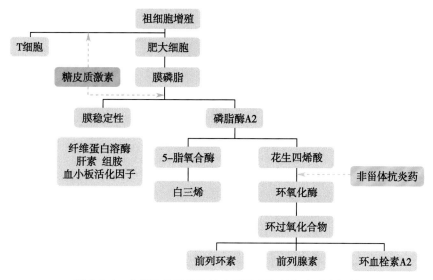

图 9-2-1 非甾体抗炎药和糖皮质激素阻断炎症反应机制

第三节 免疫抑制剂

针对慢性中重度干眼，可使用眼用免疫抑制剂（immunosuppressive agents）治疗，最常使用的代表性药物是 0.05% 眼用环孢素 A（cyclosporine，CsA）乳化制剂，以及 0.05%～0.1% 他克莫司（FK506）。CsA 药物主要通过抑制 Ca^{2+} 内流，抑制 Ca^{2+} 调节磷酸酶活性，并通过减少 IL-2 的合成抑制 T 淋巴细胞活化，从而抑制下游炎症因子释放。FK506 则主要通过形成 FK506-FKB12 复合物抑制钙调蛋白依赖的蛋白磷酸酶抑制活化 T 细胞核因子（NF-AT）通路活性，从而抑制 T 细胞活化，抑制免疫发挥作用。由于 FK506 作用机制更接近 Ca^{2+} 调节细胞，FK506 的免疫抑制效果相较于 CsA 更强。

眼用环孢素是一种可以通过缓解慢性炎症反应来减轻干眼症状和体征的免疫抑制剂。眼用环孢素可以减少炎症因子以及结膜组织上皮细胞死亡。0.05% 环孢素 A 已正式上市临床使用十余年，常规使用剂量为一天两次（每次一滴），且与其他眼部用药间隔 15 分钟以上，在滴入患眼后需按压泪小点数分钟，超过该使用剂量可能会引起眼痒、视物模糊等一系列并发症。眼用环孢素最常见不良反应（17%）包括眼部烧灼感、刺激感，少部分患者（5%）会出现眼痛、异物感、眼痒、视物模糊等不良反应。眼用环孢素一般不引起全身系统性副作用，可安全及有效地应用于胃肠道疾病患者及年轻患者。相关研究发现，他克莫司 FK506

体外药物效力是环孢素 A 的 10 倍,其在重度干眼的治疗中有较好效果。另外,免疫抑制剂与糖皮质激素联合使用,相较于与人工泪眼联合使用,可有效减少眼部不良反应,以提高患者的依从性[1,12]。

第四节 除 螨 治 疗

正常生理情况下,睑板腺解剖开口处于睑缘上下位置,常以双排结构形式排列。毛囊蠕形螨常主要聚集在睫毛毛囊,以毛囊中的油脂为食。皮脂蠕形螨则潜入睫毛皮脂腺、睑板腺。蠕形螨寄居在眼部可引起睫毛毛囊、睑板腺的炎症介质释放,引起炎症反应。蠕形螨虫体可作为其他病菌的媒介,产生病菌促炎症蛋白分泌,导致宿主免疫反应。近年来越来越多的研究发现蠕形螨寄居患者易出现睑缘炎、睑板腺功能障碍等表现,且在除螨治疗后,症状可明显缓解。目前临床检查患者眼睑蠕形螨寄居状况的主要有传统的光学显微镜法,可随机拔取数根患者睫毛,置于载玻片上,滴加香柏油后于光学显微镜下寻找、计数蠕形螨(图 9-4-1 至图 9-4-3)。目前,检查患者时常将患者上下眼睑各拔 3 根睫毛,若检出螨虫≥3 只(每 3 根睫毛),则认为螨虫感染阳性。另外,通过活体共聚焦显微镜,也可对睑缘睫毛根部的图像进行记录。由于共聚焦显微镜放大倍率为 800 倍,其活体组织分辨率可达 1μm,可实现对睫毛毛囊无创、实时的观察,并进行蠕形螨计数[2-4]。

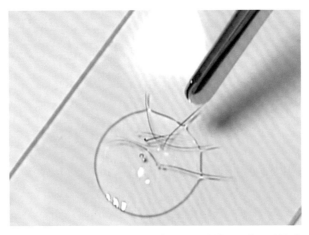

图 9-4-1 第一步:取干眼患者睫毛置于玻片上,滴入香柏油。

蠕形螨在体外有很强的存活力,75% 乙醇溶液、5% 碘伏等杀菌消毒剂对螨虫无杀灭作用。100% 乙醇溶液可有效杀灭螨虫,但由于其刺激作用较大,无法在睑缘使用。经相关研究发现,50% 的茶树油(tea tree oil)对蠕形螨有较好的杀灭作用,不但能清洁毛囊根部,还可以刺激毛囊深部的蠕形螨爬到皮肤表面,彻底杀灭(图 9-4-4)。但是 50% 的茶树油对眼表有一定的刺激作用,可导致角膜上皮损伤。目前临床采用低浓度 5% 茶树油眼用凝胶、5% 茶树油湿巾、4- 松油醇湿巾等,对睑缘进行清洁、按摩擦拭,均可使眼部蠕形螨寄居数量降低,对蠕形螨引起的睑板腺功能障碍和干眼综合征有较好的治疗效果。另外,也有相关文献报道,采用 0.5% 静脉注射用甲硝唑溶液行睑缘清洁,也可达到一定除螨治疗效果。

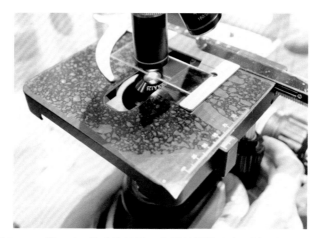

图 9-4-2　第二步：将玻片放置于光学显微镜观察。（摄影：吴志毅）

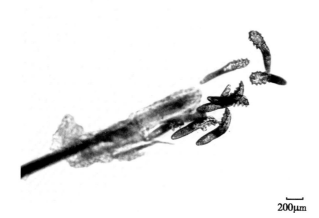

200μm

图 9-4-3　第三步：螨虫感染患者可观察到睫毛根部螨虫感染（光学显微镜 ×50）。

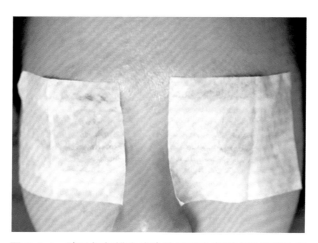

图 9-4-4　睫毛根部螨虫感染的干眼患者可在睑缘清洁后
湿敷茶树油或 4- 松油醇成分眼贴，以帮助进一步清除螨虫。
（摄影：吴志毅）

第五节 其 他 药 物

自体血清（autologous serum tears）常用于其他治疗都无法完全缓解干眼症状的重度干眼患者。自体血清是静脉血离体凝固后，在血浆中去除纤维蛋白原分离出来的淡黄色透明液体。自体血清含有大量营养物质、蛋白和生长因子、纤维连接蛋白等。自体血清最重要的有效成分包括：上皮生长因子、转化纤维生长因子β、维生素A、纤维连接蛋白、血小板衍生因子等，这些成分均有利于抵抗炎症反应，有利于角膜、结膜上皮愈合，从而缓解干眼患者症状。此外，自体血清的生化特性与泪液非常相似，相较于人工泪液，可更好模拟自体泪液促进眼表修复。自体血清的制备须在严格的无菌条件下进行。制备的自体血清需存放在无菌深色滴管容器内，以避免光照对维生素A的破坏。同时，自体血清存放容器需存放在冰箱中，并在开启后短期（16～48小时）内使用完，以防止使用变质血清引起的眼部不适及感染等不良反应。自体血清的使用频率可从一天四次至每1～2小时一次均可。相较于人工泪液，自体血清对重度干眼患者有更好的治疗效果，尤其是可以明显缓解患者的眼痛、异物感等症状。若因设备条件限制，自体血清制备或保存条件困难时，重度干眼患者治疗可用小牛血去蛋白提取物眼用凝胶代替。相关研究证实，小牛血去蛋白提取物眼用凝胶也可模拟达到控制眼表炎症、促进眼表上皮修复的作用[13, 14]。

口服促进分泌药物，包括西维美林（cevimeline）和毛果芸香碱（pilocarpine），可有效缓解Sjögren综合征的口干症状。相关研究表明，该类胆碱能受体激动剂也可轻微提高泪液分泌以缓解干眼症状。常规使用剂量西维美林30mg一天三次，毛果芸香碱5mg一天四次。口服促进分泌药物的主要副作用主要为毒蕈碱激动作用，主要表现为出汗增加、小便频率增加、头晕、面色潮红等。另外，口服促进分泌剂在闭角型青光眼、哮喘、心脏疾病患者应慎用。

干眼相关神经疼痛的治疗，可通过局部药物抗炎和自体血清治疗，以及局部羊膜覆盖移植和绷带镜佩戴治疗。局部治疗若无法达到缓解干眼相关神经痛的效果，可通过口服抗惊厥类（anti-convulsant）及抗抑郁类（anti-depressants）药物。加巴喷丁类（gabapentin）药物通过可作用于钙离子通道α2δ亚单位，抑制钙离子内流，随之抑制兴奋性神经递质的释放，从而达到缓解神经疼痛。相关研究证明，口服加巴喷丁1 800～3 600mg/天可有效减轻干眼神经痛症状。抗抑郁类药物治疗干眼相关神经痛，主要采用5-羟色胺/去甲肾上腺素重吸收抑制剂（SNRI），主要包括：度洛西汀（duloxetine）和文拉法辛（venlafaxine）。然而，该两类口服药物的神经系统相关副作用，包括嗜睡、眩晕、头痛及共济失调等，需引起重视，临床医师须在权衡后慎重使用该类药物[15]。

必需脂肪酸对人体整体健康十分重要，且不能由人体合成，需从膳食中摄入。其中，Omega-3、6脂肪酸可以阻断IL-1和TNF-α介导的脂质通路炎症反应。Omega-3、6脂肪酸在鱼油中含量十分丰富。已有临床试验证明，相较于安慰剂对照组，口服必需脂肪酸和亚油酸组受试者，其眼表刺激症状和眼表丽丝胺绿染色均有明显改善[16]。

睑板腺的腺泡细胞核内存在雄激素受体，对睑板腺内多种基因的表达产生影响。局部雄激素药水可以促进泪腺和睑板腺分泌。男性随着年龄的增长，肾上腺雄性激素分泌功能下降，干眼症状会随着年龄加重。针对老年女性，由于雄激素水平相较于男性下降更为明显，干眼患病率随着年龄逐渐增高。局部使用雄激素进行治疗，能够使睑板腺分泌功能得以好转，但是其副作用也较多，故临床治疗需根据病情慎重使用。

神经生长因子（nerve growth factor，NGF）是可以由 TrkA 受体激活，并用于调节神经元分化及存活。局部 NGF 治疗可促进角膜感觉神经纤维的再生，维持角膜上皮、角膜基质的健康。针对干眼引起的神经源性角膜炎、角膜溃疡，有较好的治疗效果。然而，相关研究报道抗 NGF 治疗可有缓解疗干眼引起的慢性角膜神经痛。因此，目前 NGF 局部治疗适应的干眼类型，仍需进一步明确[15]。

干眼药物治疗领域仍在不停进步中（图 9-5-1），其中促黏蛋白分泌剂（stimulate mucin secretion）、眼表润滑剂（tear-lubricant formulations）、新型抗炎药物等均在进一步研究或临床实验过程中。

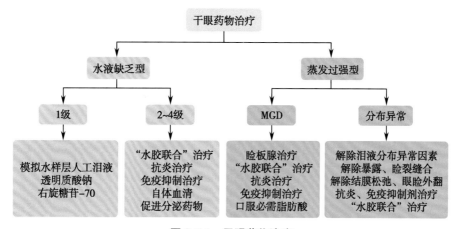

图 9-5-1 干眼药物治疗

（晋秀明 徐 雯 许 哲）

第十章 干眼物理治疗

第一节 热敷与熏蒸

一、热敷

睑板腺内脂质物质正常情况下以液态的形式存在,并可随充分睑裂闭合分泌、涂布至眼表。睑板腺内的脂质物质的熔点约为 19.5～32.9℃,当睑板腺局部温度高于脂质物质的熔点时,可以促进脂质物质的排出,使泪液脂质层厚度增加。故采用眼罩热敷、蒸汽熏蒸等使睑板腺局部温度增高的方式,均可提高睑板腺脂质物质的分泌,可有效缓解蒸发过强型干眼患者的临床症状。眼睑热敷通畅采用热敷眼贴或干净湿毛巾(约 40℃)敷于双眼 10 分钟以上(图 10-1-1)。热敷可在睑缘清洁后紧接进行,热敷可由患者自行采用热敷眼罩进行,也可在医院进行热敷熏蒸治疗[17-19]。

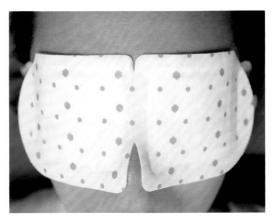

图 10-1-1 患者可采用热敷眼罩在睑缘清洁后自行进行热敷,热敷时注意避免温度过高造成热灼伤。(摄影:吴志毅)

二、熏蒸雾化

雾化疗法是在熏蒸的基础上发展而来的,采用超声波雾化的治疗方法,在熏蒸加热的同时加入雾化药物的成分(如:阿奇霉素生理盐水溶液 250ml:250mg),形成细微雾滴分子充分分布于眼罩中(图 10-1-2),使其均匀、持续、全面地作用于角膜、结膜、睑板腺。超生雾化形成的气溶胶温度与体温非常接近,患者在进行治疗时,不会有不适症状(图 10-1-3)。

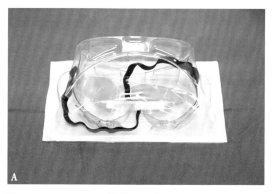
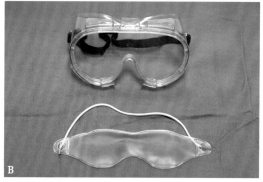

图 10-1-2 A. 医用热敷面罩套包（B. 热敷熏蒸面罩和冷敷眼罩）。热敷熏蒸面罩主要用于热敷熏蒸时使用，冷敷眼罩主要供热敷睑板腺挤压按摩后降温镇静时使用。（摄影：吴志毅）

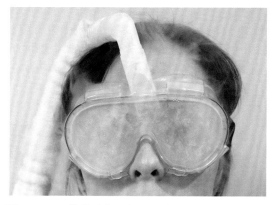
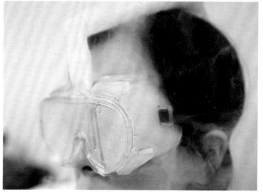

图 10-1-3 热敷熏蒸一般采用专业医用热敷熏蒸仪器连接面罩进行，常用熏蒸温度为 40～42℃，持续熏蒸 10～15 分钟，可在熏蒸液中加入阿奇霉素（250ml：250mg）。热敷熏蒸过程中尽可能保证眼罩贴实患者面部，同时需关注患者对熏蒸温度舒适度，避免热灼伤。（摄影：吴志毅）

视频 10-1 热敷、熏蒸雾化治疗

第二节 冷 敷

当干眼症患者合并睑板腺炎症，感染性睑腺炎、结膜炎，以及由眼部手术、眼睑手术术后眼部肿胀等，引起术后泪液稳定性下睑的干眼患者，可选用冷敷治疗。眼部冷敷治疗可缓解由手术引起的局部水肿和炎症反应，减少继发性出血，控制局部感染等作用。冷敷也可用于睑板腺按摩挤压后的患者，可有效缓解因按摩挤压产生的炎症反应。冷敷治疗可采用冷毛巾或者纱布敷于患处，时间一般为每次 15～30 分钟，一天可进行 4～6 次。也可采用医用一次性冷敷眼罩。值得注意的是，若是局部冷敷部位有伤口，需保证冷敷毛巾或眼罩清洁，避免污染伤口造成二次感染。另外，冷敷治疗时也需注意把握冷敷温度，或采用一定时间间隔的冷敷，以免造成冻伤。

第三节 睑缘清洁

睑板腺开口清理,可有效清除睑缘碎屑和睑板腺开口固化的分泌物。该项治疗可有效改善睑板腺开口的堵塞情况,有助于分泌物从腺管排除。治疗过程中,用消毒棉签或睑板腺开口清理仪器棉头,蘸取少需生理盐水、睑板腺清洁剂、茶树油等,有内眦至外眦依次清洁上下睑缘的睑板腺开口处,尤其注意彻底清洁睫毛根部分泌物。相关研究证明睑板腺开口清理,可有效治疗蠕形螨感染,并促使睑板腺脂质物质排放,达到治疗干眼综合征的治疗效果。

目前,可用于基础睑缘清洁主要包括清洁湿巾和清洁液(图10-3-1)。其中不同类型的干眼、睑板腺功能障碍、睑缘炎患者可选用不同清洁功能产品,包括针对脂溢性睑缘炎、细菌性睑缘炎、螨虫感染睑板腺功能障碍及针对小于3岁儿童睑缘炎患者的睑缘清洁产品。患者可在临床医师的指导下,合理使用睑缘清洁产品。基础睑缘清洁可由患者在家中采用睑缘清洁湿巾自行进行(图10-3-2,图10-3-3)。

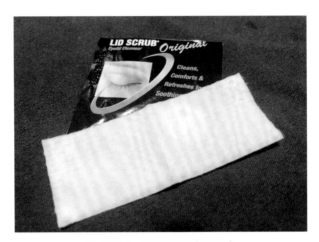

图10-3-1 基础睑缘清洁湿巾

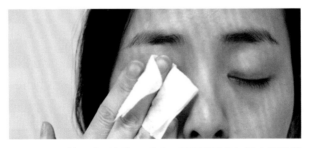

图10-3-2 第一步:清洁双手后,采用同侧手如图夹取睑缘清洁湿巾,自内眦至外眦依次清洁上睑缘的睑板腺开口处,尤其注意彻底清洁睫毛根部分泌物,可重复2~3次。(摄影:吴志毅)

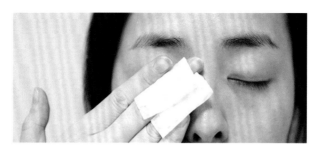

图 10-3-3　第二步：由对侧手拉开下睑，自内眦至外眦依次清洁下睑缘的睑板腺开口处，尤其注意彻底清洁睫毛根部分泌物，可重复 2～3 次。采用同样的方式清洁对侧眼。（摄影：吴志毅）

在临床工作中，睑缘清洁可由专业医务人员，采用生理盐水和消毒棉签和生理盐水进行操作。患者一般采取仰卧位，操作人员在患者头端进行清洁操作（图 10-3-4～图 10-3-6）。

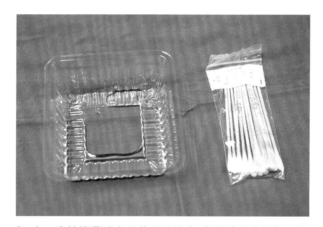

图 10-3-4　第一步：在一次性换药碗中盛装生理盐水，做好清洁前准备工作。（摄影：吴志毅）

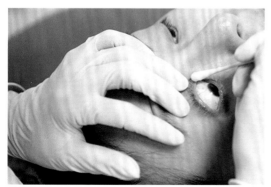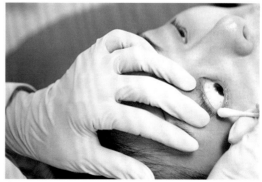

图 10-3-5　第二步：沾湿一次性消毒棉签，嘱患者向下看，自内眦至外眦依次清洁上睑缘的睑板腺开口处，尤其注意彻底清洁睫毛根部分泌物，可重复 2～3 次。（摄影：吴志毅）

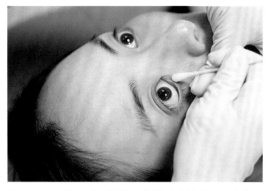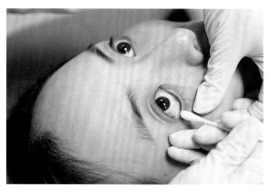

图 10-3-6 第三步：沾湿一次性消毒棉签，嘱患者向上看，自内眦至外眦依次清洁下睑缘的睑板腺开口处，尤其注意彻底清洁睫毛根部分泌物，可重复2~3次。（摄影：吴志毅）

睑缘清洁还采用睑缘清洁器，蘸取睑缘清洁液含有茶树油清洁液进行。患者一般采取仰卧位，操作人员在患者头端进行清洁操作。医务人员将配套的睑缘清洁棉头安装至睑缘清洁器后，蘸取消毒换药碗中的睑缘清洁液（图 10-3-7～图 10-3-10）。

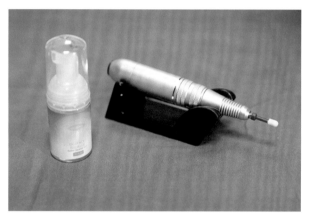

图 10-3-7 睑缘清洁器可充电或连接电源，由睑缘清洁棉头端，蘸取睑缘清洁液进行睑缘清洁操作。（摄影：吴志毅）

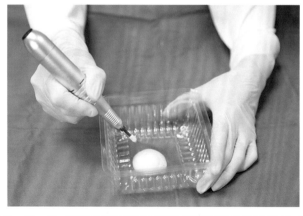

图 10-3-8 第一步：将配套的睑缘清洁棉头安装至睑缘清洁器后，蘸取一次性消毒换药碗中的睑缘清洁液，注意蘸取保证棉头完全湿润。（摄影：吴志毅）

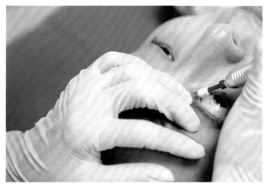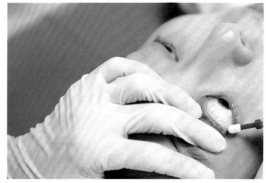

图 10-3-9　第二步：启动睑缘清洁器旋转模式，嘱患者向下看，采用清洁棉头端与睑板腺开口接触，自内眦由内眦至外眦依次清洁上睑缘的睑板腺开口处，尤其注意彻底清洁睫毛根部分泌物，可重复 2~3 次。清洁过程中注意不可施加太大压力，避免清洁棉头接触角膜、结膜造成损伤。（摄影：吴志毅）

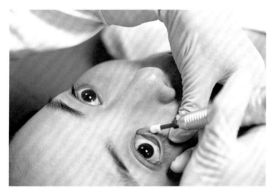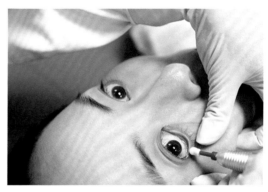

图 10-3-10　第二步：启动睑缘清洁器旋转模式，嘱患者向上看，采用清洁棉头端与睑板腺开口接触，自内眦至外眦依次清洁下睑缘的睑板腺开口处，尤其注意彻底清洁睫毛根部分泌物，可重复 2~3 次。同样，清洁过程中注意不可施加太大压力，避免清洁棉头接触角膜、结膜造成损伤。（摄影：吴志毅）

视频 10-2
睑缘清洁

第四节　睑板腺相关治疗

一、按摩

1. **手法按摩**　简单的睑板腺按摩可让患者自行完成。患者自行睑板腺按摩可在经热毛巾、温水熏蒸后使睑板腺局部温度增高后进行。进行睑板腺按摩时，首先需拉紧眼部周围皮肤或牵拉外眦固定上下眼睑，手指沿睑板腺平行的方向上下运动，挤压睑板腺腺管部位，促使其内脂质物质充分排放。睑板腺按摩可促进睑板腺的局部血液循环，缓解睑板腺局部炎症，改善睑板腺分泌，增加泪液分泌量，从而有效缓解干眼综合征的症状。

2. **按摩镊**　医院医护人员也可为干眼患者提供专业的睑板腺按摩和挤压治疗。睑板腺按摩治疗可通过专业的睑板腺按摩仪进行，该仪器主要对睑板腺从眼睑内侧加热睑板腺至 40℃，并在加热睑板腺后反复按摩、挤压睑板腺，促使睑板腺内的脂质物质排出（图 10-4-1）。睑板腺挤压一般在表面麻醉后采用睑板腺按摩夹子，即利用夹子的刚性在眼睑内外侧同时施加压力，从而达促进睑板腺分泌物有效排出、疏通阻塞的睑板腺的目的。睑板腺挤压治疗一般可在睑板腺热敷后进行，挤压力度一般以患者能承受的疼痛为限。针对 MGD 患者，尤其推荐持续、多次进行睑板腺挤压治疗，目前一般建议患者连续 3～6 次，每次治疗间隔每 3～7 天（图 10-4-2～图 10-4-8）。睑板腺按摩挤压治疗后，一般患者会主诉分泌物较以往增多，这是睑板腺分泌、排出增加的结果，一般数天后可自动缓解（图 10-4-9）。在睑板腺按摩挤压后配以人工泪液、抗炎药物等治疗，可有改善患者干眼综合征的症状。

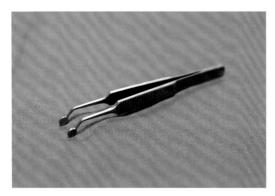

图 10-4-1 睑板腺腺按摩镊（摄影：吴志毅）

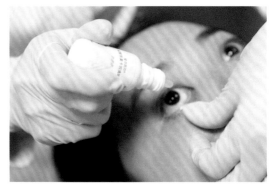

图 10-4-2 第一步：热敷熏蒸后，患者取仰卧位，分别在双眼结膜囊内滴入表面麻醉爱尔凯因滴眼液 1 滴，等待 5～10 秒，待表面麻醉起效。（摄影：吴志毅）

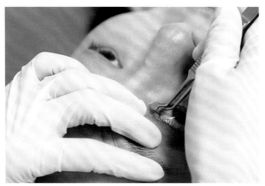

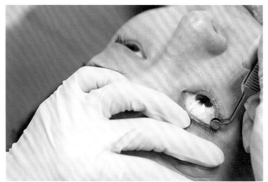

图 10-4-3 第二步：手持睑板腺按摩镊轻轻伸入眼睑内，将睑板腺按摩镊稍往上提，撑起上眼睑，由内眦至外眦，顺着睑板腺的方向从眼睑根部向睑缘方向按摩挤压，按摩时动作要轻柔，力度适中，以能挤压出分泌物为宜，可重复 2 次。睑板腺按摩挤压中注意避免睑板腺按摩镊接触角膜、球结膜，造成医源性损伤。（摄影：吴志毅）

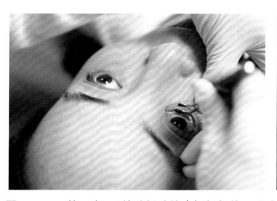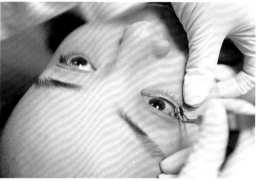

图 10-4-4 第三步：手持睑板腺按摩镊轻轻伸入眼睑内，将睑板腺按摩镊稍往上提，撑起下眼睑，由内眦至外眦，顺着睑板腺的方向从眼睑根部向睑缘方向按摩挤压，按摩时动作要轻柔，力度适中，以能挤压出分泌物为宜，可重复 2 次。同样，睑板腺按摩挤压中注意避免睑板腺按摩镊接触角膜、球结膜，造成医源性损伤。（摄影：吴志毅）

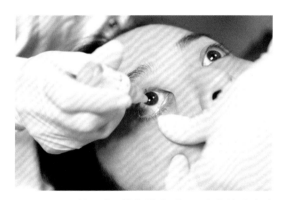

图 10-4-5 第四步：操作结束后，用消毒棉签清洁睑缘，左氧氟沙星滴眼液 1 滴滴入眼结膜囊内。（摄影：吴志毅）

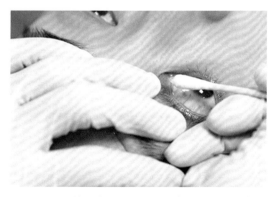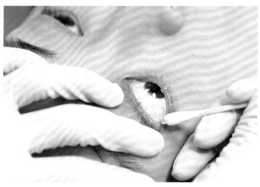

图 10-4-6 第四步：采用妥布霉素地塞米松眼膏，由内眦至外眦方向，涂抹上眼睑睑缘。（摄影：吴志毅）

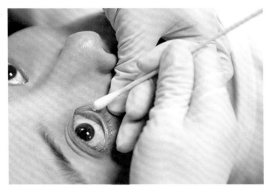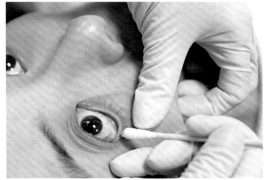

图 10-4-7 第五步：采用妥布霉素地塞米松眼膏，由内眦至外眦方向，涂抹下眼睑睑缘。（摄影：吴志毅）

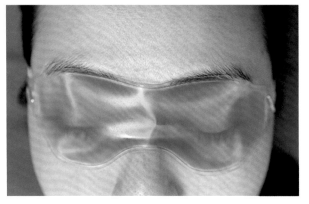

视频 10-3
睑板腺按摩、
挤压治疗

图 10-4-8 第五步：冷敷眼罩冷敷，镇静挤压过的睑板腺，可有效缓解因挤压产生的炎症反应，一般可持续 15 分钟左右。（摄影：吴志毅）

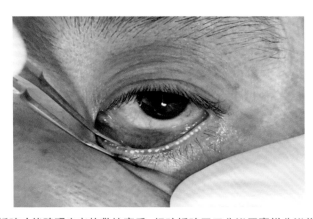

图 10-4-9 睑板腺功能障碍患者热敷按摩后，经睑板腺开口分泌牙膏样分泌物。（摄影：陈萍）

3. 按摩夹 睑板腺按摩夹的使用大致同睑板腺按摩镊（图 10-4-10）。在热敷熏蒸后，用睑板腺按摩夹按照由内眦至外眦方向，依次按摩挤压上下眼睑，顺着睑板腺的方向从眼睑根部向睑缘方向按摩挤压，按摩时动作要轻柔，力度适中，以能挤压出分泌物为宜。

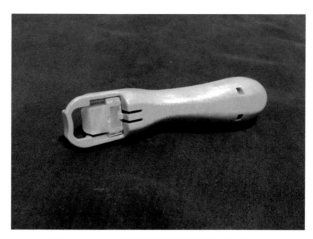

图 10-4-10 睑板腺按摩夹（摄影：吴志毅）

二、热度脉动 LipiFlow 系统

热度脉动系统（LipiFlow system）可以通过直接加热上下眼睑表面的 Meibomian 腺，并在加热过程中对外层眼睑提供分等级的脉冲压力[20,21]。在加热睑板腺的同时，提供自睑板腺基地部至开口方向的按摩，促使 Meibomian 腺的分泌物有效排出。根据研究报道 Meibomian 腺体分泌物融化温度为 32℃至 40℃，堵塞越严重的腺体分泌所需要的温度更高。LipiFlow 系统主要由眼表可抛弃部分（the Disposable）和手持控制系统（Handheld Control System）两个部分组成。手持控制系统包括眼睑热敷头（lid warmer）和眼杯（eyecup）组成（图 10-4-11）。眼睑热敷头像一个较大的椭圆形巩膜镜，自角膜覆盖至球结膜。眼睑热敷头凹内面由绝缘材料组成，在角膜表面提供一层空气间隔，以保护角膜在加热过程中不被灼伤。眼睑热敷头的凸外面嵌入安装了精密的加热器，可提供 41～43℃的加热温度，以保证眼睑内侧睑结膜的加热。眼杯主要安装了充气气囊，可以充分覆盖在闭眼状态的眼睑外表面（图 10-4-12）。在治疗过程中，气囊通过改变气压按摩在夹在加气囊和热头之间的眼睑。在使用 LipiFlow 系统治疗前，需要使用表面麻醉药物。可抛弃部分也需要在治疗前置

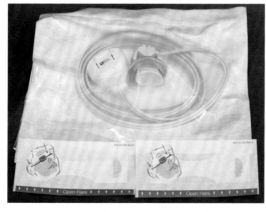
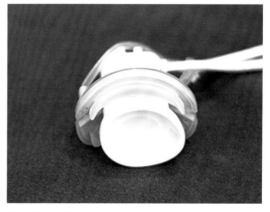

图 10-4-11 LipiFlow 可抛弃眼杯实物图及固定胶布。（摄影：吴志毅）

入眼表,以用来保护角膜。所有患者均需在治疗过程中,闭合双眼,以保证仪器可以处于正确位置,以提供最佳的治疗效果(图 10-4-13、图 10-4-14)。

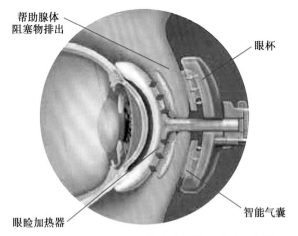

帮助腺体
阻塞物排出

眼杯

眼睑加热器

智能气囊

图 10-4-12 LipiFlow 可抛弃眼杯置于眼睑示意图

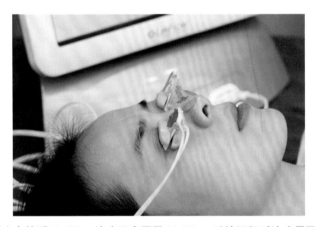

图 10-4-13 干眼患者接受 LipiFlow 治疗示意图及 LipiFlow 系统运行时治疗界面。(摄影:吴志毅)

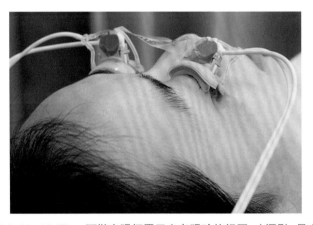

视频 10-4
LipiFlow 治
疗

图 10-4-14 LipiFlow 可抛弃眼杯置于患者眼睑俯视图。(摄影:吴志毅)

相关研究报道，相较于睑板腺按摩，LipiFlow 系统带给患者的疼痛感、不适感更少，且其治疗效果，包括治疗后眼表染色、异物感、疼痛感等均明显减少。LipiFlow 一次治疗时间为 12 分钟，一般治疗效果可持续 6～12 月。LipiFlow 系统可以安全、有效地应用于 MGD 及干眼综合征临床治疗。

三、强脉冲激光

强脉冲激光（Intense Pulsed Light）利用非相干多谱光（non-coherent polyspectrum light）产生强脉冲光的光热和光化学作用，其发射波长范围在 500～1 200nm 之间。该波段的非相干多谱光可有效刺激皮肤中的血红蛋白和黑色素，可以作用于血管，引起血管的凝固和消融。该治疗方式是 2002 年 Rolando Toyos 在为病人治疗酒渣鼻时，发现患有 MGD 患者的干眼症状有明显好转。IPL 治疗干眼的原理可能是由于减少炎症因子，热效应软化了睑板腺的分泌物，有助于提高睑板腺功能，并能同时封闭睑缘异常扩张血管，减少炎症介质和细菌及螨虫的生长。IPL 的安全性已通过相关研究证实，可能造成的皮肤红和皮肤光敏感，均可在一周左右自愈（图 10-4-15）。相关研究证明，通过 IPL 治疗后，干眼患者的 TBUT、泪液分泌功能、睑缘水肿、睑脂黏滞度等均有明显改善。国际泪膜和眼表协会（TFOS）发布的 2017 干眼诊疗指南（DEWS Ⅱ）已将 IPL 作为干眼治疗的推荐方式之一。

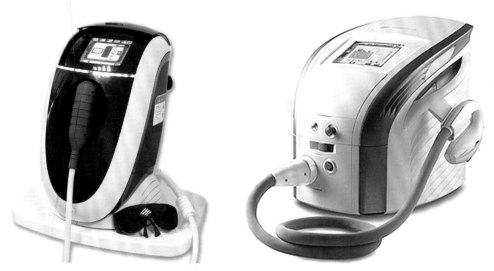

图 10-4-15　IPL 整体机器示意图及操作者防护镜（摄影：吴志毅）

新一代 IPL 技术的优化脉冲光（Optimal Pulsed Technology，OPT）通过控制脉冲能量以方波形式输出，实现三脉冲叠加[1,4]。OPT 技术可以均匀稳定地输出能量，避免了以往能量瞬间输出对表皮的损伤，进一步提高安全性和有效性。IPL 治疗时应特别注意患者面部皮肤状态，是否有面部皮肤过敏、暴晒、皮疹以及是否瘢痕体质等，这些均为 IPL 治疗禁忌证。IPL 作为新兴干眼治疗方法，在治疗 MGD 引起的蒸发过强性干眼上，具有明确的治疗效果，且其治疗效果能够长期维持，可在干眼治疗中广泛应用。IPL 具体治疗操作可见图 10-4-16～图 10-4-19。

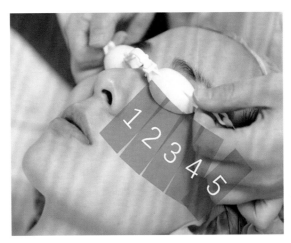

图 10-4-16　第一步：为患者戴防护眼罩，IPL 治疗过程中需戴眼罩保护患者双眼。如图所示按照 1 至 5 的顺序，沿着睑板腺走行方向，为患者进行 IPL 治疗。（摄影：吴志毅）

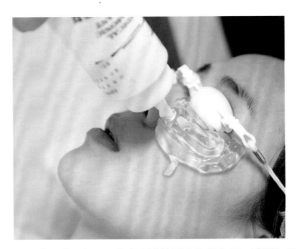

图 10-4-17　第二步：在 IPL 治疗区域范围涂抹耦合剂。（摄影：吴志毅）

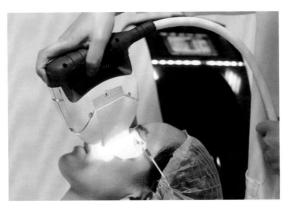

图 10-4-18　第三步：为患者进行 IPL 治疗，设置治疗能量为 10.6 ～ 12.2J/cm²，治疗时操作医师戴防护镜。（摄影：吴志毅）

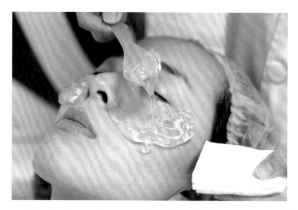

视频 10-5
IPL 治疗

图 10-4-19 第四步：IPL 治疗结束后为患者清理面部耦合剂。(摄影：吴志毅）

（晋秀明 徐 雯 许 哲）

第十一章　干眼手术治疗

第一节　睑裂缝合

睑裂缝合（tarsorrhaphy）主要作用是闭合睑裂，黏合上下睑缘，维持结膜囊湿润，保护因重度干眼造成的眼表损伤。传统的永久性睑裂缝合是将上下睑缘部麻醉后，用手术刀片切开上下睑缘，造成相对吻合的 4 个创面，然后上下眼睑创面对合缝合。术后行常规换药、拆线，并可从缝合两侧的睑裂开口处予以干眼治疗眼表用药。暂时性睑裂缝合术，仅用缝线与睑缘平行，分别从上下睑中内或中外进针，穿过肌肉层和睑板浅层，从眼睑中外或中内出针，拉拢上下睑缘后结扎，造成暂时性的睑裂闭合。该睑裂缝合方式从缝合两侧的睑裂开口处予以干眼治疗眼表用药，且不造成永久性的粘连和由粘连造成的睑缘瘢痕（图 11-1-1）。一般治疗一定时间后，再行缝线拆除，恢复睑裂正常开启功能。

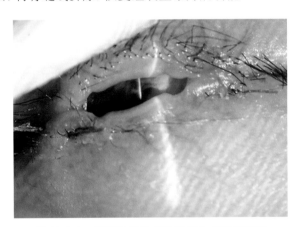

图 11-1-1　角膜溃疡患者睑裂缝合术后示意图

第二节　泪小点手术

泪道栓塞（punctal occlusion）治疗常在中重度干眼患者中使用。泪道栓塞是由临床医师将医用高分子材料制成的泪小点栓子或泪道栓子填塞在泪小点开口处或泪道内，以减少泪液流出以缓解由于泪液分泌减少引起的干眼症状。热灼烧、激光烧灼则可行永久性泪道栓塞[22]。

根据栓塞部位可分为：泪小点栓和泪小管栓。根据栓子材料的持久性可分为：可吸收型和不可吸收型。可吸收型泪小点栓子，主要成分为胶原蛋白或高分子复合物，可维持 3

天至 6 个月不等。不可吸收型泪小点栓子，主要包括 Freeman 型，可分为泪小点外的表面领部，以及置于泪小管内部的颈部、基底部。Herrick 型泪小点栓子，则像一个高尔夫球钉，可以完全置于泪小管内。最新应用的 Smartplug 型泪小点栓子，由于其亲水性丙烯酸的热力学性能，其温变点为 30～32℃，可在置入泪小管接触体温以后膨胀，从而适应不同患者的泪小管内径（图 11-2-1）。74～86% 患者在使用泪小点栓子后自觉干眼症状缓解。客观干眼评价指标，包括角膜点染、泪膜破裂时间、泪液渗透压、结膜杯状细胞密度，均在泪小点栓子使用后有明显改善。

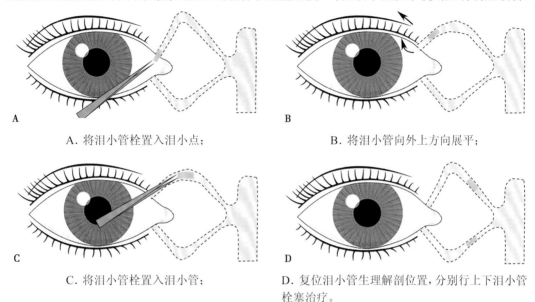

A. 将泪小管栓置入泪小点；　　　　　　　B. 将泪小管向外上方向展平；

C. 将泪小管栓置入泪小管；　　　　　　　D. 复位泪小管生理解剖位置，分别行上下泪小管栓塞治疗。

图 11-2-1　泪小管栓塞治疗过程示意。

　　泪道栓塞使用是适应证包括：有症状的干眼患者，Schirmer test Ⅱ结果小于 5mm（5 分钟），且有角膜点染荧光染色阳性，药物治疗不可耐受或治疗效果不佳者，为增强眼表药物停留时间，干眼诊断性治疗，眼科手术后干眼加重等。泪小点栓子使用时禁忌证主要为：对泪小点栓子材料过敏，泪小点栓子外翻，鼻泪管堵塞，泪道瘢痕无法置入者，眼表感染及炎症无法控制者，急性或慢性泪囊炎患者。泪小点栓子置入后常见并发症，主要包括：泪小点栓子脱出，泪小点栓子迁移，生物膜形成，感染，过敏反应，化脓性肉芽肿形成。

　　泪点封闭术是不可逆的封闭上下泪点的手术治疗，常用于重度干眼泪液分泌量很少或没有泪液分泌患者。常用的手术方式包括：泪点切除、泪点缝合、泪点烧灼等。

第三节　睑板腺口探通

　　睑板腺功能障碍（Meibomain gland dysfunction，MGD）是引起蒸发过强型干眼的主要原因。根据病理学研究发现，睑板腺功能障碍常伴随发生炎性细胞浸润、腺泡萎缩、腺管上皮的过度角化、腺管上皮的鳞状化生、以及腺管内纤维血管组织增生。除了传统治疗睑板腺功能障碍的治疗方式，睑板腺探通术可以通过机械性打开及扩大睑板腺开口，从而达到促进睑板腺分泌物排出。

　　睑板腺探通术术前，采用表面麻醉药物置于下睑穹窿部，或采用 4% 利多卡因无菌棉花浸润睑缘。采用长度为 2mm 或 4mm 的无菌斜面硬质不锈钢探针（Rhein Medical，Tampa，FL），套入套管中使用。保持需进行睑板腺探通术的眼睑张力，采用执笔式握住探针，保持探针垂直睑缘探入睑板腺（图 11-3-1）。在寻找睑板腺开口时，尤其是睑板腺开口黏膜化生，可采用绕圆圈的方式探查睑板腺开口。睑板腺探通术术中可感受到睑板腺开口阻力，睑板腺开口处砂砾样触感、角质细胞破碎声，睑板腺深部阻力改变。在睑板腺探通术中，如遇到阻力可额外轻微加力，一旦感受到突破感，探针便可顺利进入睑板腺远端。睑板腺探通术中可能造成睑板腺开口处"点状""细线状"出血，一般可自发止血或按压后止血（图 11-3-2～图 11-3-4）。

　　常规睑板腺探通术后，患者主诉干眼症状可有明显改善。经相关研究发现，睑板腺探通术后 11 个月，绝大部分病人不需要再次进行治疗，且萎缩的睑板腺腺管长度有明显增加。这也同时证明，睑板腺探通术治疗后，睑板腺导管和开口开放后，睑板腺炎症反应减少，并且可以维持健康的分泌、排出状态。

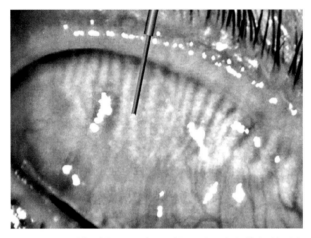

图 11-3-1　睑板腺探通示意图，操作过程中保持探针垂直睑缘探入睑板腺开口。

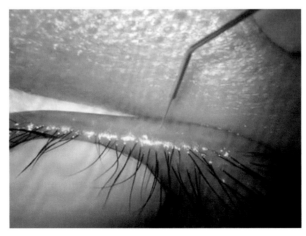

图 11-3-2　第一步：患者经常规手术消毒铺巾准备后，采用执笔式握住探针，保持探针垂直睑缘探入睑板腺开口，术中可感受到睑板腺开口阻力，睑板腺开口处砂砾样触感、角质细胞破碎声。（摄影：黄晓丹）

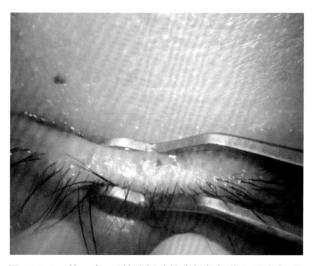

图 11-3-3 第二步: 手持睑板腺按摩镊轻轻伸入眼睑内, 将睑板腺按摩镊稍往上提, 顺着睑板腺的方向从眼睑根部向睑缘方向按摩挤压, 按摩时动作要轻柔, 力度适中, 可见睑板腺开口处"点状""细线状"出血。(摄影: 黄晓丹)

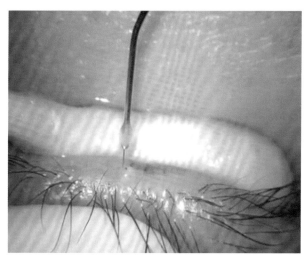

图 11-3-4 第三步: 采用中空探针垂直睑缘探入睑板腺开口, 冲洗睑板腺开口。(摄影: 黄晓丹)

第四节 结膜松弛切除

结膜松弛症(conjunctivochalasis, CCH)是由于球结膜过度松弛, 下睑张力过高, 造成松弛的球结膜堆积在眼球与下睑睑缘之间、内外眦之间的皱褶, 从而造成眼表泪液分泌异常等眼部不适的疾病。相关研究报道, 结膜松弛症患者常可以表现为干眼、眼红、眼痛、泪膜破裂时间明显缩短等一系列症状。结膜松弛症一般分为 4 级, Ⅰ级: 患者平视前方时, 松弛的结膜突出, 堆积在下眼睑边缘, 眨眼时结膜血管迅速移动; Ⅱ~Ⅲ级: 松弛结膜突出和眨眼时结膜血管移动速度介于Ⅰ级和Ⅳ级之间；Ⅳ级：结膜突出堆积至下睑缘，眨眼时结膜血管移动速度非常缓慢。Ⅰ~Ⅱ级结膜松弛患者一般采用保守治疗，可采用热敷、人工泪液、重组人表皮生长因子滴眼液等。经保守治疗无效的Ⅲ~Ⅳ级的结膜松弛患者一般可考虑手术治疗。手术方式包括以下几种：新月形结膜切除术、结膜缝线固定术、结膜切除术联合巩膜固定术、结膜梯形切除术、眼轮匝肌移位缩短术、双极电凝治疗术、结膜切除羊膜移植术等。大部分结膜松弛患者都发生在下方及颞侧结膜，但仍有可能发生在上方或鼻侧结膜。上方结膜松弛症的患者，常伴有上缘角膜结膜炎的表现，且在术中常可分解 Tenon 囊。针对上方结膜松弛症的患者，也可采用星月形结膜切除术、结膜切除术联合巩膜固定术等（图 11-4-1）。

目前结膜松弛症手术普遍在手术中采用缝线缝合，缝线缝合的方法可能会增加炎症反应、感染风险及术后异物感等不适。在结膜松弛术中使用新型纤维蛋白胶是封闭切口的可选择方式之一。纤维蛋白胶中含有Ⅻ因子、纤维蛋白原、凝血酶及氯化钙等，这些成分结合在一起可使纤维蛋白原转化为纤维蛋白并交错结合形成凝集块，该凝集过程只需要 1~2 分钟，且形成的凝集块表面平坦光滑，更有利于上皮爬行生长。在手术过程中使用纤维蛋白胶，其闭合伤口的效果与缝线相同，并可相对缩短手术时间，且降低炎症反应、感染风险及术后不适感。但纤维蛋白胶仍是血液制品的一种，不可避免有血液传播性疾病抗原存在的风险、以及异种抗原引起过敏反应的风险。

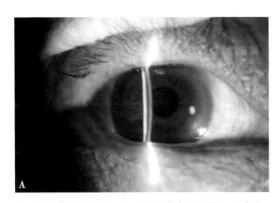
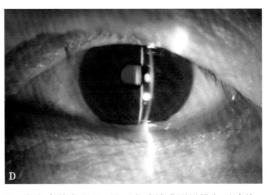

A. 患者术前右眼照，见下方球结膜明显堆积于睑缘；　　D. 患者术前左眼照，见下方球结膜明显堆积于睑缘；

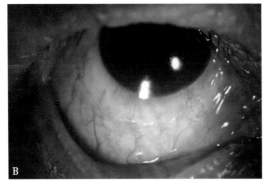
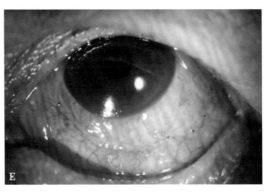

B. 患者右眼术后 22 天见球结膜瘢痕；　　E. 患者左眼术后 7 天见球结膜缝线在位；

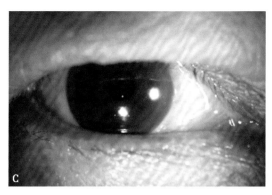

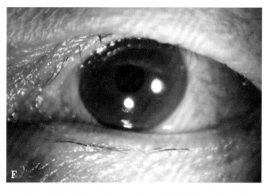

C. 患者右眼术后22天未见下方球结膜明显堆积于睑缘；

F. 患者左眼术后7天未见下方球结膜明显堆积于睑缘。（该图片由武汉爱尔眼科医院曾庆延教授提供）

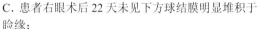

图 11-4-1　球结膜松弛患者手术前后示意图。

第五节　其　　他

一、角膜绷带镜

角膜接触镜（bandage contact lens）可以通过保护和湿化非常干燥的角膜表面，从而达到缓解干眼治疗的目的。常用的治疗干眼的角膜接触镜主要包括：绷带式角膜接触镜、药物缓释型角膜接触镜和巩膜镜。根据材料分主要包括：硅胶接触镜（silicone rubber lenses），硬性透气性巩膜镜（gas permeable scleral-bearing hard contact lenses），高透氧材料的过夜佩戴型角膜接触镜（highly oxygen-permeable overnight-wearing lenses）。角膜接触镜有助于干眼患者提高视力、眼表舒适度、减少角膜上皮病变程度、促进角膜上皮损伤愈合。干眼患者合理佩戴角膜接触镜，做好接触镜清洁，可有效避免角膜缘新生血管和角膜感染等并发症。

绷带式角膜接触镜常通过避免角膜与外界机械摩擦因素接触，并在镜片和角膜间形成一层稳定泪膜，从而起到促进角膜上皮生长作用。其材料多选用硅水凝胶材料，透氧系数 Dk/t 约 $110\sim140\times10^{-11}$（cm^2/sec）（mLO_2/mL×mmHg），其镜片直径多在 14～18mm，基弧半径在 8.3～8.9mm 之间。绷带镜治疗中重度干眼可持续过夜佩戴 1 周至 1 月，常视患者角膜上皮修复情况而定。在治疗过程中，临床医师也需关注绷带镜佩戴相应并发症，包括角膜水肿、角膜缘新生血管、巨乳头结膜炎等，一旦出现严重并发症需即刻停戴绷带镜（图 11-5-1、图 11-5-2）。

药物缓释型角膜接触镜可通过镜片直接吸收药物，药物功能单体与 HEMA 结合，将药物包装至纳米级胶囊以水包油乳液与 HEMA 水凝胶角膜接触镜结合，以及印迹聚合无水凝胶材料释放药物。目前用于治疗干眼的药物，包括透明质酸钠、羟丙甲基纤维素钠、磷脂类药物、双氯酚酸钠和地塞米松等均可制成药物缓释型角膜接触镜。在佩戴药物缓释型角膜接触镜治疗时要注意，视不同药物缓释率和镜片负载情况决定治疗时间，并同时避免眼表感染的可能。

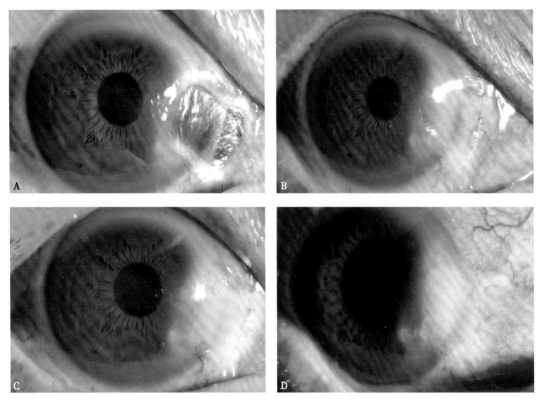

图 11-5-1 翼状胬肉术后角巩膜溶解患者佩戴绷带式角膜接触镜治疗前（A）、治疗一天（B）、治疗一周（C）、治疗一月（D）效果示意，可见角巩膜区域明显瘢痕愈合。

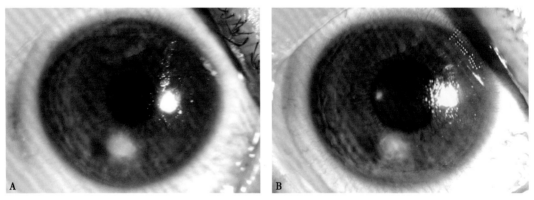

图 11-5-2 A. Steven-Johnson 综合征合并干眼患者角膜溃疡治疗前，B. 佩戴绷带镜治疗配合药物治疗 6 周，可见下方角膜溃疡愈合角膜白斑形成。

巩膜镜由于其直接接触巩膜，中央使用类似 RGP 材料而不接触角膜的设计原理，使得镜片和角膜之间存有一定量的泪液，不仅可以保证眼表湿润，还可以通过泪液镜作用矫正散光。巩膜镜常用于治疗重度干眼，如 Sjögren 综合征、Steven-Johnson 综合征等合并干眼患者。巩膜镜佩戴后需经常进行镜片清洁护理，在镜片沉积物产生结膜刺激症状和角膜缺氧情况时需停戴。

目前,绷带镜常用在眼表疾病和眼表手术后的治疗过程中,包括:角膜上皮缺损、角膜穿孔、眼表化学烧伤、干眼、角膜移植术后、角膜交联术后、翼状胬肉术后和屈光手术术后等,以促进角膜上皮修复和眼表功能的重建。在佩戴角膜接触镜治疗过程中,需规律使用含抗生素的眼药水,一般过夜佩戴治疗不超过 20～30 天。尤其针对年龄较大的角膜移植术后患者需密切随访观察,以避免并发绷带镜相关的角膜感染及溃疡,造成手术治疗失败。

二、羊膜绷带镜

羊膜是生物复合型膜的一种,在眼表可有效促使眼表重建。尤其针对眼表上皮,羊膜绷带镜或羊膜移植术,可有效促使机体眼表上皮细胞的连接和黏附,促进上皮细胞的有效增生和分化,对纤维细胞的增生和分化有良好的抑制作用,大大减少了炎症反应、新生血管和瘢痕的形成。羊膜可有利于角结膜上皮修复速度加快,并减轻巩膜和结膜创面的炎症反应。羊膜联合角膜缘干细胞移植,可通过羊膜对角膜基质微环境进行改善,促进角膜上皮化和上皮细胞移行。羊膜绷带镜和羊膜移植术可对重度干眼引起的持续角膜上皮缺损和角膜溃疡有良好的疗效。

三、湿房镜

眼用湿房镜(moisture chamber spectacles)是一种功能性眼镜,可通过减少蒸发,使眼周围形成一个相对密闭的空间,增加眼周湿度和温度,同时可防止尘埃、紫外线、雾霾、过敏原等外界刺激,以缓解患者的干眼症症状。基于透明眼罩保湿基础的第一代湿房镜,目前已发展至第三代人工湿房镜。第三代湿房镜在镜框两侧配有带蒸发孔装置的储水盒,并可放置托玛琳远红外线冷热体(图 11-5-3)。储水盒中的水蒸气可以通过蒸发孔散发出来,使眼周空气湿度升高,可维持在 90% 左右。储水盒中放入托玛琳远红外线冷热体后,水蒸气可通过蒸发孔散发出来,使眼周温度升高(图 11-5-4)。相关研究报道证明,佩戴湿房镜的干眼患者,眼表湿度会明显提高。相关研究报道,病人佩戴湿房镜 60 分钟后泪河高度、泪膜破裂时间和脂质层均明显增加,且对蒸发过强型和水液缺乏型患者均有较好的改善作用。

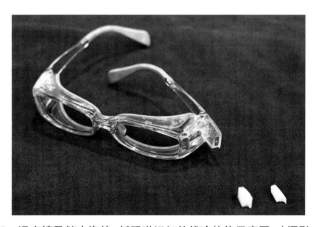

图 11-5-3 湿房镜及储水海绵、托玛琳远红外线冷热体示意图。(摄影:吴志毅)

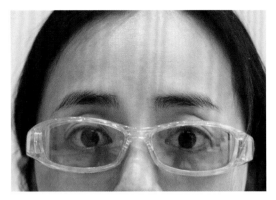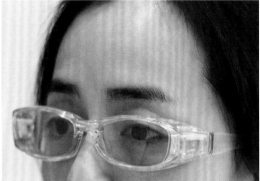

图 11-5-4　患者佩戴湿房镜正侧位效果图。（摄影：吴志毅）

（晋秀明　许　哲）

参 考 文 献

1. Jones L，Downie LE，Korb D，et al. TFOS DEWS Ⅱ management and therapy report. The ocular surface，2017，15（3）

2. Marshall L L，Roach J M. Treatment of Dry Eye Disease. The Consultant Pharmacist，2016，31（2）：96-106

3. American Optometric Association Optometric Clinical Practice Guideline. Care of the Patient with Ocular Surface Disorders. St. Louis，MO：American Optometric Association；2011. Available at www.aoa.org. Accessed February 22，2015

4. Tsubota K，Yokoi N，Shimazaki J，et al. New Perspectives on Dry Eye Definition and Diagnosis：A Consensus Report by the Asia Dry Eye Society. The ocular surface，2016，15（1）：65-76

5. Moshirfar M，Pierson K，Hanamaikai K，et al. Artificial tears potpourri：A literature review. Clinical ophthalmology（Auckland，N.Z.），2014，8（default）：1419-1433

6. Alves M，Fonseca EC，Alves MF，et al. Dry Eye Disease Treatment：A Systematic Review of Published Trials and a Critical Appraisal of Therapeutic Strategies. The Ocular Surface，2013，11（3）：181-192

7. Shigeyasu C，Yamada M，Akune Y. Influence of Ophthalmic Solutions on Tear Components. Cornea，2016，35：S71-S77

8. Wan KH，Chen LJ，Young AL. Efficacy and Safety of Topical 0.05% Cyclosporine Eye Drops in the Treatment of Dry Eye Syndrome：A Systematic Review and Meta-analysis. Ocul Surf，2015 Jul；13（3）：213-25

9. Nakamura M，Imanaka T，Sakamoto A. Diquafosol Ophthalmic Solution for Dry Eye Treatment. Advances in Therapy，2012，29（7）：579-589

10. Kashima T ，Akiyama H ，Kishi S，et al. Rebamipide ophthalmic suspension for the treatment of dry eye syndrome：a critical appraisal. Clinical Ophthalmology，2014

11. Holland EJ，Luchs J，Karpecki PM，et al. Lifitegrast for the Treatment of Dry Eye Disease：Results of a Phase Ⅲ，Randomized，Double-Masked，Placebo-Controlled Trial（OPUS-3）. Ophthalmology，2017，124（1）：53

12. Wan KH，Chen LJ，Young AL. Efficacy and Safety of Topical 0.05% Cyclosporine Eye Drops in the Treatment of Dry Eye Syndrome：A Systematic Review and Meta-analysis. The Ocular Surface，2015，13（3）：

213-225

13. Yokoi N，Georgiev GA. Tear Film-Oriented Diagnosis and Tear Film-Oriented Therapy for Dry Eye Based on Tear Film Dynamics. Investigative Opthalmology & Visual Science，2018，59（14）

14. Tong L，Petznick A，Lee S，et al. Choice of Artificial Tear Formulation for Patients With Dry Eye. Cornea，2012，31 Suppl 1（11）：S32-6

15. Dieckmann G，Goyal S，Hamrah P. Neuropathic Corneal Pain：Approaches for Management.. Ophthalmology，2017，124（11）：S34-S47

16. Roncone M，Bartlett H，Eperjesi F. Essential fatty acids for dry eye：A review. Contact Lens & Anterior Eye，2010，33（2）：49-54

17. Foulks GN，Forstot SL，Donshik PC，et al. Clinical Guidelines for Management of Dry Eye Associated with Sjogren Disease. The Ocular Surface，2015，13（2）：118-132

18. Lam AK，Lam CH. Effect of Warm Compress Therapy From Hard-Boiled Eggs on Corneal Shape. Cornea，2007，26（2）：163-167

19. Thode AR，Latkany RA. Current and Emerging Therapeutic Strategies for the Treatment of Meibomian Gland Dysfunction（MGD）. Drugs，2015，75（11）：1177-1185

20. Lane SS，Dubiner HB，Epstein RJ，et al. A New System，the LipiFlow，for the Treatment of Meibomian Gland Dysfunction. Cornea，2012，31（4）：396-404

21. Geerling G，Tauber J，Baudouin C，et al. The International Workshop on Meibomian Gland Dysfunction：Report of the Subcommittee on Management and Treatment of Meibomian Gland Dysfunction. Investigative Opthalmology & Visual Science，2011，52（4）：2050

22. Yang HY，Fujishima H，Toda I，et al. Lacrimal Punctal Occlusion for the Treatment of Superior Limbic Keratoconjunctivitis. American Journal of Ophthalmology，1997，124（1）：80-87

索　引